스키니 룰

THE SKINNY RULES

스키니를 부르는 마법의 4주 플랜

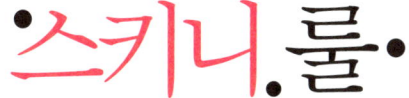

밥 하퍼 지음 · 박지니 옮김

그 래 도
라 인 은
있 어 야
한 다

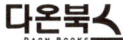
다온북스
DAON BOOKS

스키니를 부르는 마법의 4주 플랜
스키니 룰

초판 1쇄 인쇄   2013년 5월 1일
초판 1쇄 발행   2013년 5월 6일

지은이   밥 하퍼
옮긴이   박지니
발행인   곽철식
발행처   다온북스

출판등록   2011년 8월 18일 제110-92-16385호
주소   서울시 은평구 갈현동 327-132 윤성빌라 301호
전화   070-7516-2069   팩스   02-332-7741

종이   한솔 PNS(주)
인쇄와 제본   영신 CTP

값   13,500원
ISBN 978-89-967847-7-7 13510

다이어트에 대한 오해

이제 한번 부딪쳐보자는 도전의식으로 불타오르는가? 벌써 그렇지는 않을 것이다. 본격적인 출발에 앞서, 우리는 여러분의 사고를 여전히 휘어잡고 있을 몇 가지 커다란 오해를 씻어낼 필요가 있다. 여러분이 믿는 다이어트에 관한 '신화'들은 한물간 다이어트 규칙, 그보다 오래된 영양과학, 그보다 더 오래된 사고방식에 근거를 두고 있다. 요컨대, 그런 '유물'들이 지금껏 꿋꿋이 살아남아 있다는 것이다. 심지어는 정말 효력이 있는지조차 불분명한 수칙까지 말이다! 이제부터 짚어나갈 이야기에서 여러분은 아마 익숙한 핑계와 합리화, 가정을 발견할 수 있을 것이다. 그러나 다름 아닌 여러분 자신을 위해, 내가 하는 지적과 반론을 꾹 참고 들어주길 바란다. 여러분이 어느 지점에서 잘못 생각해왔고 무엇에 관해 자신을 기만해왔는지를 이해한다면, 이번에는 틀림없이 체중을 줄일 수 있을 것이다.

"운동을 많이 하는 게 제일이죠. 그러면 살이 빠지겠지요."

— 글쎄, 매일 다섯 시간 정도 시간을 낼 수 있다면 그럴 수 있을 것이다. 매일 아침 6킬로미터쯤 걷는 것은 어떨까? 그럼 약 350칼로리를 연소시킬 수 있는데, 이는 맥도널드에서 파는 프렌치프라이 작은 봉지 하나만큼의 열량도 채 되지 않는다. 필라테스나 요가를 매일 한 시간씩 할 수도 있다. 그러나 이 역시 마찬가지다. 스타벅스에서 파는 차이

라떼 큰 컵 한 잔만 마시면 모두 도루묵이 되고 만다.

  내 말을 믿으시라. 나 역시 오래 걸려서야 받아들일 수 있었던 사실이다. 나도 체육관에서 한껏 땀을 흘리면 만사형통이리라 생각했다. 그러나 식이 요법 없이 운동만 해서는 체중을 감량하기 힘들다. (〈도전! 팻 제로〉 참가자들은 여러분이 갖지 못한 혜택을 누리고 있었다는 점 또한 기억해야 한다. 참가자들은 개인 트레이너와 함께 하루에 여섯 시간씩 투자해 운동을 했고, 쇼에 출연하는 동안에는 매일의 다이어트 전략을 직접 짜느라 고민할 필요가 없었다.)

  믿어도 좋은 이야기다. 얼마 전 하버드 대학교의 한 연구팀은 과체중 남녀 1847명을 대상으로, 그중 일부는 운동만 하게 하고 나머지 참가자들은 식이요법에만 의존케 한 다음 이들에게 나타난 변화를 추적했다. 그 결과는 명료했고, 운동에 환상을 갖고 있던 사람들로서는 정신이 번쩍 나는 내용이었다. "연구 결과, 식이요법을 병행하지 않는 유산소운동은 효과적인 체중 감량 요법이 아닌 것으로 드러났다."

  이제 받아들이겠는가? 1847명이 입증한 이야기를 어떻게 틀렸다고 할 수가 있겠는가?

"체중은 일주일에 한 번만 잴 생각이에요. 측정 결과에 우울해져서 다이어트를 포기하게 될지도 모르니까요."

  — 나 역시 같은 얘기를 한 적이 있다. 다이어트 중인 사람이 절대 피해야 할 것 가운데 하나는 체중이 원하는 만큼 빨리 줄어들지 않는다고 자괴감에 휩싸이거나, 다이어트가 얼마나 힘든 과제인가를 새삼 깨닫고 낙심해버리는 일이라고 말이다.

그러나 그런 염려는 기우였다. 고맙게도, 다이어트 중인 사람들은 평정심을 갖고 현실을 받아들일 수 있는 것으로 드러났다. 언젠가 〈도전! 팻 제로〉의 한 참가자는 자신이 매일같이 체중을 재는 이유에 대해 이렇게 이야기했다. "저는 그저 뭔가 구체적인 것을 보고 싶은 마음에 체중계 위에 올라갔어요. 그러다가 눈금이 가리키는 결과를 담담히 받아들이는 방법을 배우게 되었지요." 수많은 팔로워들이 내 트윗에 의지했듯이 그녀 역시 다이어트를 계속해나갈 수 있게 해줄 무언가 구체적인 것이 필요했던 것이다. 이 문제를 언급한 과학적 연구는 없을까? 아주 많지는 않아도 있기는 하다. 미국 위스콘신 마시필드 클리닉 연구진은 다이어트 중인 사람들 1200명을 관찰한 결과, "빈번한 자가 체중측정은 비만한 사람들에게 그 무엇보다 득이 되는 것으로 보인다"는 결론을 내렸다.

체중은 자주 재도 괜찮다. 눈금이 어디를 가리키든 여러분은 그 결과를 받아들일 수 있다. 정말이다.

"칼로리가 낮은 음식만 먹고 고칼로리 음식은 피하면 되는 것 아닌가요? 다이어트는 그렇게 하는 거잖아요."

— 자, 밝혀진 바에 따르면 다이어트의 원리는 그렇게 간단치만은 않다. 물론 열량이라는 자연의 이법은 거스를 수 없지만, 체중 감량에 다른 음식보다 더 도움이 되는 음식을 섭취할 수는 있다. 최근까지 이 주장을 뒷받침하는 연구 결과는 많지 않았다. 어떤 식품은 동일한 열량의 다른 식품처럼 살을 찌우지 않는다는 생각은 비웃음을 샀다. 그러나 수십 년에 걸쳐 다수를 대상으로 행한 실험에서 데이터가 수집된 뒤로, 우리는 새로운 사실들을 천천히 깨달아가고 있다.

그런 연구 가운데 가장 설득력 있는 것은 하버드 대학교에서 진행 중인 유명한 간호사건강연구Nurses' Health Study(조사대상은 모두 여성)와 보건전문가추수연구Health Professionals Follow-up Study(조사대상은 모두 남성)로, 두 프로젝트는 지금까지 20년에 걸쳐 간호사와 보건전문가 총 12만 9000명을 추적해오고 있다. 지난해, 연구진은 다음과 같은 질문에 천착해보자는 결정을 내렸다. 오랜 시간 동안 섭취량을 늘리더라도 체중감량에 오히려 도움이 되는 음식이 존재할까?

도출된 답은 수많은 전통주의자를 놀라게 했다. 과일이나 채소 섭취량을 늘리면 체중이 감소하고 감자칩 같은 고칼로리 음식 섭취를 늘리면 체중이 증가한다는 것은 예상할 수 있었던 결과였다. 그러나 그보다 덜 직관적인 결과들이 놀라움을 자아냈다. 견과류, 정백하지 않은 곡물, 그리고 앞으로 보게 되겠지만 요구르트 섭취량을 늘리는 것이 추가적인 체중 감량과 관련이 있다는 사실이 드러난 것이다.

그 원리에 대해서는 아무도 단언하지 못하지만, 추측은 가능하다. 열거한 음식은 다른 음식들처럼 혈당과 인슐린 반응을 급격히 일으켜 우리를 허기에 빠트리지 않는다. 또 이 이야기는 앞으로도 계속 하게 될 텐데, 지나치게 짜지도 않고 달지도 않다. 그동안 여러분이 섭취해온 그 모든 건강치 못한 음식의 극단적인 향미를 갈구하도록 여러분의 두뇌를 자극하는 음식이 아니라는 뜻이다. 저지방우유, 심지어 일반 우유조차 여러분이 한 병에 5달러씩 주고 들이키는 각종 '건강' 과일 주스보다 훨씬 더 나은 식품인 것으로 드러났다. 왜 그런지에 대해서는 나중에 이야기하자. 지금 당장은 여러분이 앞으로 따르게 될 식단이 미리 상상했던 것만큼 빈약하지는 않으리라는 데 안심하고 힘을 내길 바란다.

간호사와 보건전문가 총 12만 9000명을 추적해 나온 연구 결과다. 어떻게 이를 의심할 수 있겠는가?

"탄수화물이나 지방을 아예 끊으면 되는 것 아닌가요? 간단한 이야기지요."

— 간단한 것은 사실이지만 전적으로 비현실적인 이야기다. 자, 솔직히 정말로 우울한 얘기가 아닌가? 사실 여러분이 필수 영양소 항목, 즉 탄수화물이나 지방을 일절 배제하는 식이요법을 따르게 되면 곧 난관에 부딪히리라는 것이 내가 경험에서 얻어낸 결론이다. 그런 다이어트는 지속하기 힘들다. 십중팔구, 빠졌던 살이 도로 붙게 될 것이다.

어떤 식품을 완전히 끊고 이를 대체할 음식조차 섭취하지 않는 식이요법은 효과를 내지 못한다. 내 고객 가운데 한 사람은 내게 줄기차게 이야기했다. "하퍼, 아시다시피 전 이탈리아 출신이에요. 라사냐를 완전히 끊기란 불가능하다고요. 라사냐는 제 가족생활의 일부분이고, 일요일에 라사냐를 먹는 건 전통이에요. 제 정체성의 일부라고요." 동의한다. 내가 여러분에게 보여주려는 것은 이런 음식을 완전히 끊는 것이 아니라 현명하게 섭취하는 방법이다. 게다가 항상 새 모이만큼만 먹으라고 하지도 않을 것이다!

"굶으면 살이 빠지겠죠. 간단한 얘기 아닌가요?"

— 그렇지 않다. 지난 몇 년 동안 일관되게 드러난 사실 중 하나는, 사람들이 대부분 체중을 줄이려면 뭔가를 섭취해야 한다는 것이었다. 부분적으로 이는 순전히 신진대사와 관련된 문제다. 고리타분한 비유를

하나 들면, 일단 엔진을 가동시켜야 그 엔진이 여러분의 허리둘레에 매달린 여분의 연료를 연소시킬 수 있는 것과 마찬가지다. 지나치게 굶주린 상태는 폭식을 유발한다는 것도 한 가지 이유다. 그리고 여러분은 아침식사를 하루 세 끼 중 가장 중요한 식사로 챙겨야 하며, 바로 다음과 같은 생각만큼은 피해야 한다.

"출근길에 가볍게 먹을 수 있는 음식으로 아침을 때울 거예요."

― 예를 들어 어떤 것을 말하는가? 아마씨와 아사이베리^{acai berry}를 뿌린 요구르트 같은 것? 그렇다면 문제없지만, 아마도 여러분이 실제로 집어들 음식은 크림치즈를 바른 베이글, 물론 저지방 크림치즈를 바른 베이글일 것이다. 지금까지는 아침을 가볍게 때우기에 좋은 음식이었을지 모르지만, 이제 그런 음식은 머릿속에서 지워버리자. 요구르트, 아마씨, 딸기류^{berries}(장과류)의 콤보는 훌륭한 대안이지만, 아마도 현재 여러분의 부엌에는 그런 식재료가 갖춰져 있지 않을 것이다. 그래서 나는 이 책을 통해 여러분이 구비해야 할 새로운 식자재, 훌륭하고 포만감도 들면서 준비하기도 간편한 아침 메뉴를 다양하게 제시할 생각이다. 기억하자. 팻 제로 행동수칙이 추구하는 핵심 목표 하나는 여러분의 식이요법을 통제할 고삐를 여러분 각자의 손에 도로 쥐어주는 것이다. 이를 위해 우리는 하루 중 가장 처음 먹는, 가장 중요한 식사를 기점으로 삼을 것이다.

"체중을 급격히 감량하는 것은 몸에 해롭죠."

― 사실, 건강에 별다른 문제가 없는 사람이라면 다이어트를 통해 단

기간에 급격히 체중을 감량하더라도 몸에 무리가 가지는 않는다. 물론, 문제가 생기는 경우도 있다. 가장 애를 먹이는 문제는 담석증이다. 하지만 이는 장기간에 걸쳐 극단적인 저칼로리 다이어트를 수행한 고도비만 환자 가운데 약 12퍼센트에게만 일어나는 증상이다. 나는 여러분이 그 12퍼센트 안에 들지 않는다는 가정 아래에서 이야기를 진행할 것이다. 만약 여러분이 정말로 지금 언급한 것 같은 다이어트를 하고 있다면, 더 이상은 무리하지 말길 바란다. 하지만 특수한 경우가 아닌 한, 멀티비타민을 복용하고, 물도 많이 마시고, 단백질과 칼슘을 충분히 섭취한다면, 몸에는 아무 문제가 없을 것이다. 게다가 체중계에 올랐을 때 확 달라진 수치를 보게 되면, 다이어트를 계속해나갈 심리적인 추진력 또한 갑절로 얻을 수 있을 것이다.

자, 이제는 본격적으로 시동을 걸어보자 /

지난날 여러분을 옭아매던 생각과 변명, 합리화를 모두 떨쳐냈다면, 출발할 준비는 이제 마친 셈이다.

우리가 헤쳐나갈 과정을 하나의 모험이라고 상상해보자.

여러분은 머잖아 어딘가 아주 근사한 곳에 도달해 있을 것이다!

Step 1 팻 제로 행동수칙

Step 2 팻 제로 이정표

Step 3 팻 제로 키트

핵심 레시피

그 외 팻 제로 레시피

STEP 1

팻 제로 행동수칙

이 책을 쓰는 동안 내 어깨너머로 책의 일부 내용을 접한 사람들은 너도나도 이런 말을 했다. "와우~, 하퍼. 세계 나가시는데요? 규칙이 너무 엄격해 독자들이 용기를 잃을 것 같진 않으세요? 수위를 좀 더 낮추면 안될까요?"

듣다 못한 나는 이렇게 대꾸했다. "저는 이 행동수칙을 사람들이 좋아해주길 바라지 않아요. 이들 수칙이 일시적인 방편이 아니라 불변의 법칙이 되길 바라는 거죠!" 게다가 사람들의 말처럼 그렇게 엄하지 않다! 새롭거나 한마디로 '낯설' 수는 있다. 하지만 독자 여러분을 굶주리게 하거나 당혹스럽게 하거나 혼란에 빠트리는 일은 절대 없을 것이다. 이 점은 단언할 수 있다.

거래를 하자. 여러분이 만약 체중을 감량하고 날씬해진 몸을 유지하고 싶다면 여러분의 삶을 바꿔야 하는데, 이 말은 곧 몇 가지 기본 행동을 바꿔야한다는 뜻이다. 나는 이를 디폴트 행동이라 부른다. 컴퓨터가 자체 백업되었을 때처럼, 스트레스를 받을 때 여러분이 본능적으로 도로 떨어지고야 마는 행동이 바로 디폴트다. 컴퓨터의 자체 백업은 좋은 일이다, 그러나 디폴트 행동은 썩 좋지는 않다. 바로 이 디폴트 행동을 바꿔야 한다.

이를 위해서는 무엇이 필요할까? 결과적으로 매우 합당한 것이지만 처음에는 신념의 비약을 요하는, 새로운, 그리고 물론, 가끔은 엄격하기도 한 일단의 규칙일 것이다.

신념의 비약이 필요하다고? 물론이다. 여러분은 이미 삶의 다른 영역에서 자명하게 또는 덜 자명하게 이를 시행하고 있다. 심지어 장래에 갖게 될지도 모를 직업을 위해 전문 수업을 듣기도 하지 않는가? 신념의 비약은 단순히 열린 마음과 하고자 하는 의지만을 필요로 한다.

나와 함께 신념의 비약을 감행해보자. 나는 이들 규칙이 여러분의 삶을 더 좋은 쪽으로 변화시키리라는 것을 안다. 규칙을 한 달 동안 (한 달은 대다수 전문가가 새로운 습관을 형성하는 데 필요하다고 말하는 기간이다) 따르고 나면, 여러분은 좋은 식품 선택을 쉽게 할 수 있을 것이고(어쩌면 심지어 무의식적으로도 그렇게 할 수 있을 것이다!), 내가 제시한 것을 기초로 여러분만의 레시피를 만들 수도 있겠고, 어떤 메뉴의 조합이 자신을 가장 행복하게 만드는지를 파악할 수 있으리라는 사실을 나는 안다.

그래서 비록 처음에는 낯설게 느껴질 수는 있어도 내가 제시하는 과정을 믿고 함께 나아가보자고 청하는 것이다. 자, 이제 출발해보자.

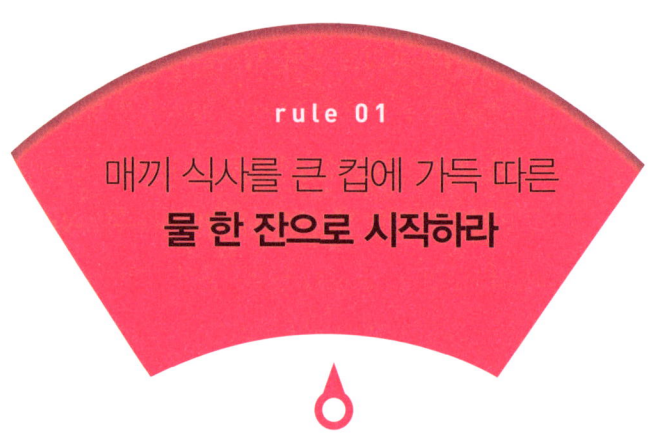

rule 01

매끼 식사를 큰 컵에 가득 따른
물 한 잔으로 시작하라

이것처럼 쉬운 규칙은 또 없을 것이다. 맨 처음에 이 규칙을 제시하는 것도 바로 그 때문이다. 그러나 이것은 팻 제로 행동수칙에서 가장 중요한 규칙 중 하나이기도 하다. 간단히 말해 여러분은 수분이 충분히 공급된 상태를 늘 유지할 수 있어야 한다. 최소한 나는 여러분이 매끼 식전에 큰 컵으로 물을 한 잔 마시기를 권한다. 하지만 사실 가장 바람직한 것은 하루에 최소한 물 다섯 잔을 마시되, 하루 중 처음 마시는 물은 잠에서 깬 뒤 15분 이내에 마시는 것일 것이다.

이에 관해 구구절절한 설명이 더 필요할까? 그럴 필요는 없을 것이다. 왜냐하면 다이어트를 진행하는 동안 성공적인 체중감량에 수분 섭취만큼 중요한 것은 또 없기 때문이다. 물은 땀을 흘릴 때 장기를 건강하게 유지시켜주고, 음식물을 소화기관으로 운반하며, 포만감을 느끼게도 해준다.

간단히 말해, 물을 마시는 것은 체중감량에 도움이 된다. 여러분이 이 연관성을 가장 극명히 볼 수 있는 것은 과체중 아동들을 대상으로 실시된 한 연구에서다. 최근 이스라엘의 연구진은 비만 아동 21명의 휴식대사량resting energy expenditure, REE을 측정했다. REE란 우리가 잠을 자거나 TV를 보거나 가만히 앉아 허공을 쳐다볼 때 우리 몸에서 칼로리가 연소되는 속도를 일컫는 말이다. 연구진은 아이들에게 찬물을 한 컵 마시게 한 다음 10분 간격으로 REE를 측정했다. 그 결과 일어난 반응은 기대 이상으로 극명했다. 24분 내에 REE는 증가세를 보였다. 57분이 지날 무렵 REE는 25%만큼 증가했으며, 이 효과는 이후 40분 동안 유지되었다.

이제 알겠는가? 물만 마셔도 우리의 몸은 열량 연소량을 늘린다는 것이다. 과학자들은 여러분이 이렇게 물을 자주 마시면 앞으로 1년 동안 약 1.4 킬로그램을 추가로 연소시킬 수 있으리라 추정한다.

그리 대단한 수치는 아니지만, 나 같으면 그 방법을 따르겠다. 여러분은 어떤가?

〈도전! 팻 제로〉 출연자들은 보통 만성적인 탈수 상태에 있었고, 그들이 공통적으로 털어놓은 집단경험에서는 수분섭취의 중요성이 다시 한 번 드러났다. 그들은 대개 쇼에 출연하기 전에는 소금 섭취량이 상당했었다. 그들은 소금을 무의식중에 (그들이 주식으로 즐기다 결국 비만해지게 된 튀긴 음식과 고도로 가공된 음식을 통해) 섭취했고, 모든 음식에 소금을 쳐서 먹는 것처럼 의식적으로 섭취하기도 했다. 일상적으로 너무 많은 소금을 섭취하다 보니 인체에 매우 중요한 화학적 균형의 미묘한 메커니즘이 어지럽혀지기에 이르렀다. 신장이 염분에 절여진 상태에서 적정량의 액체를 공급받지 못하면 인체는 칼륨을 흡수하지 못하게 된다. 칼륨과 기타 무기물은 체중감량에 절대적으로 중요한 요소다.

내가 피트니스를 가르치는 개인 클라이언트들이 보여준 바에 따르면, 물을 많이 마시는 것은 또 다른 신체적인 면에서도 도움이 된다. 의식적으로 물을 많이 마시기 시작한 사람은 향상된 운동능력을 보였다. 근육 피로도 덜 느끼고, 회복되는 속도도 빨라지며, 오후에 그로기 상태에 떨어지는 일도 생기지 않는 것이다.

수분공급을 위해 간단히 할 수 있는 일

• 매끼 식사 전에 큰 컵으로 물 한 잔 마시는 것을 식전 규칙으로 정한다. 변명은 있을 수 없다.

• 하루를 마감하면서는 다음 실행을 위한 기틀을 탄탄히 마련해놓자. 즉 잠자리에 들기 전에 머리맡에 물 한 잔을 가득 떠놓고 이튿날 아침 눈을 떴을 때 그걸 마실 수 있게 하는 것이다.

• 이왕이면 노력의 효과를 배가시켜보자. 주전자 하나 분량의 물에 무칼로리 비타민이나 미네랄 첨가물을 탄다. 나는 개인적으로 일렉트로믹스ElectroMix를 좋아하는데(1리터 분량의 물에 작은 팩 하나만 타도 충분하다), 비타민/미네랄 물을 한 주전자 미리 준비해놓으면 식사준비를 위해 냉장고를 열었다가 꺼내 마시게 돼 수분섭취 규칙을 지키기가 훨씬 더 수월해진다. 나는 보통 운동을 할 때 이 비타민/미네랄 물을 마시곤 한다.

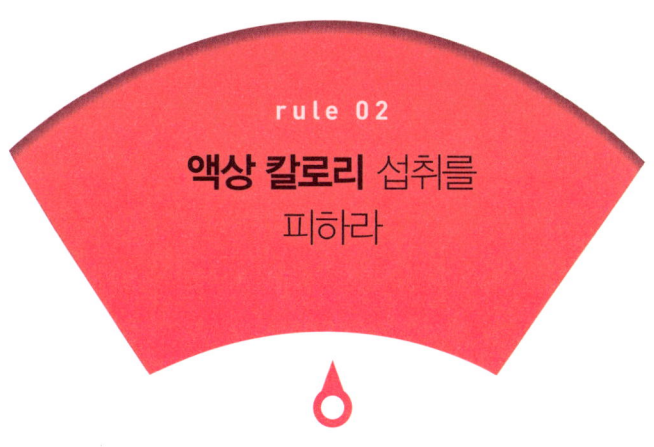

액상 칼로리 섭취를
피하라

칼로리가 포함된 음료는 여러분의 건강과 훨씬 훌륭한 음식을 맛볼 기회를 빼앗는다. 바로 그렇다. 그 자체가 칼로리의 집적물인 그런 음료로 배를 채우면 정작 건강한 음식은 먹지 못하게 된다. 우리 주위에 널려 있는 각양각색의 칼로리 음료를 한번 생각해보라.

탄산음료 이런 설탕물을 캔이나 양동이로 들이붓는다는 것은 사실상 '여러분의 점심식사 한 끼 열량과 대등한 것을 마시는 일'이라는 사실에 유념하자.

이 수칙이 내게 떠오른 것은 〈도전! 팻 제로〉 촬영 중의 일이었다. 참가자들의 프로그램 출연 전 식단을 검토해본 결과, 나는 참가자 대부분이 과거에는 500칼로리나 되는 특대 사이즈의 탄산음료를 즐겨 마셨다는 사실을 알게 되었다. 그중 몇몇은 낮 동안 그런 음료를 서너 캔씩 들이켜기도 했다. 이런 식으로 생각해보자. 그런 음료는 옥수수 시럽을 탄 물이다. 옥수수 한 묶음에 불과하다는 말이다! 그리고 이 점을 기억하자. 공장식 축산농장에서 소들을 살찌우기 위해 어떤 방법을 쓰는지 아는가? 소들에게 옥수수를 먹인다. 그러니 여러분은 옥수수 시럽이 포함된 음료를 마실 때마다 이를 떠올려라. 여러분이 소인가? 절대 그렇지 않다.

게다가 세계 유수의 의학 전문가 대부분이 오늘날 당뇨병 확산을 야기한 제1요인으로 의심하는 것이 바로 탄산음료다. 내 친구 하나는 자신이 몇 년 전 당뇨병 진단을 받은 이후로 그의 십 대 자녀들이 제대로 경각심을 갖게 되었다는 이야기를 해주었다. 이제 가족 중 누군가가 탄산음료를 찾을라치면, 아이들이 짓궂게도 이렇게 대꾸한다는 것이다. "종류를 말해보세요. 어떤 당뇨병을 마시고 싶으세요?"

그 말이 앳된 아이들의 입에서 나왔다고 생각해보라.

★ 대부분의 미국인처럼 여러분도 액체 상태의 칼로리를 양껏 마시는 데 익숙하다면, 탄산음료를 끊기가 쉽지만은 않을 것이다. 하지만 탄산음료 섭취 습관은 가능한 한 빨리 떨쳐내야 한다. 칼로리가 그대로 들어 있는 탄산음료를 마시는 것은 영양가 없고 포만감도 주지 않는 칼로리를 꿀꺽대는 것과 같다. 그런데 만약 여러분이 다이어트 음료나 제로 칼로리 탄산음료를 마시는 사람이라면 그런 문제를 모면해왔다고 봐도 좋을까? 정말 그럴까? 여보세요?!

여러분은 칼로리 대신 인공감미료를 들이켜온 것이다. 앞으로도 몇 번 더 이야기하겠지만, 나는 인공감미료를 전혀 높이 치지 않는다. 인공감미료는 단것에 대한 갈망을 더 부추길 뿐이다. 설탕 중독증은 여기에서 끝내자. 습관을 끊어버려라.

　탄산음료를 떼는 데 도움이 될 수 있도록, 여러분이 직접 만들 수 있는 향기로운 무칼로리 음료를 시험해보자. 라임주스나 레몬주스를 섞은 탄산수를 마셔보자. 감미료가 들지 않은, 자연스런 향미가 있는 허브티를 많이 사서 비축해놓자. 한 번에 1, 2리터씩 우려내 냉장고에 보관했다가 오후에 간식과 함께 마시자. 이 외에도 내가 시도해 효과를 본 다른 방법, 이른바 '탄산음료 제거음료'도 있다. 수칙 15에 제시되어 있으니 확인해보자.

주스와 과즙음료 대부분의 주스는 콜라와 동일한 열량, 동량의 설탕을 함유하고 있다. '천연' 주스 안에 든 섬유질이 그런 문제를 제거해주지 않느냐고 반박할 사람도 있을 것이다. 제거해주지 않는다. 그건 단지 여러분이 들은 헛소문일 뿐 사실이 아니다. 주스를 마시는 것은 탄산음료를 마시는 것과 매한가지다. 과일을 원하는가? 그럼 과일을 먹어. 통째의 과일 말이다. 추출해서 가공한 주스 대신에.

　"알겠어요. 그래도 과일 스무디는 건강음료죠, 그렇죠?" 이 말이 나올 줄 알았다. 방부제나 설탕이 첨가되지 않았다면 아마도 '건강음료'일 것이다. 하지만 그렇지 않다면, 여러분이 직접 만들지 않은(즉 여러분이 용량과 첨가물 내역을 결정할 수 없는) 과일 스무디는 900그램짜리 탄산음료와 마찬가지로 여러분을 메이시백화점 추수감사절 축제 때 공중에 띄우는 아이스크림 풍선만큼 뚱뚱하게 만들어버릴 것이다.

에너지 음료 마라톤 대회를 앞두고 훈련하는 사람이 이를 마신다면 뭐라고 할 말은 없다. 하지만 그런 상황이 아니라면, 마시기 전에 먼저 병에 붙은 라벨을 들여다보자! 600밀리리터 스포츠 음료(사실을 받아들이자. 여러분이 목마름을 해소하기 위해 '필요하다'고 생각할 양이 바로 600밀리리터다)는 130칼로리다. 탄산거품이나 카페인 특유의 정신이 번쩍 들게 하는 효과는 내지 못하면서 350밀리리터짜리 콜라와 같은 양의 칼로리를 담고 있는 것이다. 나는 이런 에너지 음료가 특히 간사스럽다는 생각을 지울 수 없다. 이들은 최소한 우리 머릿속에서는 곧장 스포츠를 연상시키고, 스포츠는 건강이나 피트니스와 뗄 수 없는 관계를 맺고 있기 때문이다.

인공감미료

인공감미료 섭취와 단맛 나는 음식에 대한 갈망 사이에 직접적인 연관이 있는지는 아직 과학적으로 판단유보 상태에 있지만, 내 클라이언트와 〈도전! 팻 제로〉 참가자들, 그리고 나 자신의 경험으로부터 알게 된 것은 '단것'은 먹으면 먹을수록 욕구가 더 강해진다는 교훈이었다. 달리 표현하면 이렇다. 단맛을 혀에 가져가는 것은 (설령 그것이 아주 소량의 인공감미료일지라도) 자신이 그와 동일한 단맛을 원하고, 심지어 갈구하기까지 하도록 자신을 조건화하는 행동이다. 단맛에 대한 갈망이 계속되면 체중감량에도 절대 도움이 될 리 없다. 여러분이 자신에게 해줄 수 있는 최선의 선행은 단것을 섭취할 기회를 '미리 계획된 포식 식사(뒤에서 소개할 예정이다)'에 한정하는 것, 그리고 단맛에 대한 탐닉을 자제하는 방법을 배우는 것이다. 달콤한 음식은 드물게 맛보는 특식이지, 매일같이 섭취하는 주식이 되어서는 안된다.

여러분은 이 연결고리를 이제 깨트려야 한다.

체육관 가는 길에 라떼 한 잔? 미안하지만, 우유 역시 칼로리로 채워져 있는 음료다. 사실 커피 자체(우유를 넣지 않고 마시는)는 다이어트에 긍정적인 성분인 것으로 드러났다. 비록 무슨 원리에서 그렇고 또 얼마나 긍정적인지는 아직 확실히 밝혀져 있지 않지만 말이다. 이에 관해서는 나중에 다시 이야기하겠지만, 여기에서는 다만 라떼든, 차든, 프라페든, 모카든 전부 금지라는 것만 말해두겠다. 뭔가 유럽적인 것을 꼭 마셔야겠다면, 커피가 아주 소량만 들어간 카푸치노를 마시든가(커피가 정말로 소량만 들어 있어야 한다는 조건 아래에) 또는 여러분이 직접 우유의 양을 조절하기 좋은 아메리카노를 주문하자. 그리고 반드시 우유를 타야겠다면 저지방이나 무지방 우유를 선택하자. 크림은 안된다. 크림 반, 우유 반도 안된다. 일반우유는? 다시 말하지만, 안된다.

알코올 이상하게 들릴지 모르지만, 나의 '감미료 절대불가' 세계에서 그나마 다소의 자유재량을 허용할 수 있는 칼로리 음료를 든다면 그건 바로 술이다. 와인, 특히 레드와인은 여러분의 찬장에, 그리고 식탁에 올릴 만한 음료다. 하지만 여러분이 체중을 줄일 생각이라면 이 레드와인마저 멀리해야 한다! 목표 체중에 도달하기 전까지는 알코올을 특대 사이즈의 탄산음료와 동등하게 생각하는 것이 최선이다. 일단 목표 체중에 도달하면 레드와인은 마셔도 좋다. 요요현상 없이 그 체중을 유지한다면 그때는 맥주 얘기를 꺼내볼 수도 있을 것이다.

★ 여러분이 탄산음료를 끊었으면 하는 것처럼, 나는 여러분이 커피에 크림이나 크림 반 우유 반을 섞어 마시던 습관도 즉시 던져버렸으면 하는 바람이다. 일반우유는 아예 사지도 말자. 저강도 옵션을 이용해 이번 기회에 습관을 아예 떨쳐버리자! 커피에 지방함유율이 2퍼센트인 우유나 무지방 우유(전지우유)를 넣어 마시고, 커피 음료를 주문할 때도 그렇게 주문하는 습관을 들이자. 오늘부터 당장 그래야만 한다.

자, 어째서 나는 이토록 칼로리 음료를 혹평하는 것일까? 가장 기초적인 이유는 우리 대부분이 이미 알고 있는 바다. 설탕 함유 음료는 이름 그대로 설탕을 담고 있고, 이 설탕을 구성하는 것은 새로운 지방세포 형성을 촉진하고 기존 지방세포의 충일 상태를 유지시키는 분자들이다. 이는 꿀, 주스 같은 '천연' 당분뿐 아니라 악마의 쌍생아라 해도 좋을 백설탕과 액상과당에 이르기까지 모든 종류의 설탕에 해당하는 이야기다. 설탕은 혈당 수치를 상승시키고, 혈당이 높아지면 췌장은 인슐린 생산량을 늘려 공복감을 유발하고, 허기진 우리는 다시 설탕이 들어간 음식을 찾는 악순환이 반복된다.

하지만 여러분에게 이 점을 밝히고 싶다. 인간은 애초 액상 칼로리를 섭취하도록 만들어진 존재가 아니다.

이는 영양학자들과 의학 연구자들 사이에 의견일치가 이루어지고 있는 사실이다. 발군의 학자 배리 팝킨Barry Popkin이 이끄는 비만 전문가들은 「음료에 관한 짧은 역사와 인체의 음료 소화 능력A Short History of Beverages and How Our Body Treats Them」이라는 논문을 통해 우리의 진화역사를 면밀히 살피고, 어째서 우리 현대인들의 몸이 그런 음료에 그토록 열악한 처리 능력을 보이는지를 설명해보려 했다. 가령, 어째서 액상 칼로리는 우리 몸이 포만감을 인식하고 그만 먹을 때를 알아차리는 것을 어렵게 만들까? 맥주에서 탄산음료에 이르는 온갖 음료에 대한 우리 몸의 반응을 조사한 결과, 연구자들은 놀랄 만한 결론을 내놓았다.

그들은 이렇게 쓰고 있다. "첫째, 인간은 음료 안에 든 탄수화물이나 알코올성 칼로리를 처리하는 생리학적 기초를 결여하고 있을지도 모른다. 왜냐하면 우리의 진화역사 대부분의 기간 동안 인간이 마실 수 있었던 것은 오로지 모유와 물에 불과했기 때문이다. 이 두 음료의 대체 음료가 인간의 식단에 등장하기 시작한 것은 1만 1000여 년 전의 일이지만, 호모사피엔스는 10만 년 전에서 20만 년 전 사이에 진화를 겪었다. 둘째, 탄수화물과 알코올 함유 음료는 불완전한 포만 시퀀스를 산출해 우리로 하여금 그런 음료를 마셔도 포만감을 느끼지 못하게 할 수 있다."

번역하면 이렇다. 액상 칼로리를 많이 마시는 것은 20만 년이나 되는 인간 역사와 결투를 벌이는 것과 마찬가지다! 여러분이 이길 것 같은가? 천만의 말씀이다.

내가 커피를 마시는 이유

무엇보다 내가 커피를 좋아하기 때문이다! 그 풍부하고 미묘하며 다채로운 맛과 향은 마음을 편안하게 해주는 동시에 정신을 각성시킨다. 커피를 마시면 나는 행복해진다. 하지만 최근에 이루어진 한 연구는 커피 음용이 그 외 다른 각종 혜택을 제공하는 것처럼 보인다는 결과를 내놓았다. 하루에 두어 잔 마시는 블랙 커피는 낮은 당뇨병 발병률과 더 강력한 소염 유전자 발현도, 더 우수하고 명료한 사고능력과 밀접한 연관성을 보인다. 커피가 어떤 원리로 그런 효과를 내는지는 불분명하지만, 한 가지 자명해 보이는 용의자는 카페인이다. 카페인은 흥분제로서, 흥분제는 일반적으로 식욕을 억제하고 칼로리 연소율을 높인다. 그러나…내가 커피를 마시는 것은 커피를 좋아하기 때문이다. 그 향이 내 콧구멍 속으로 퍼질 때, 나는 눈을 감고 지금 내가 파리에 와 있다는 상상을 해본다. 나처럼 프랑스에서 멀찌감치 떨어진 곳에서 사는 독자들은, 다음 지침을 참조하길 바란다.

- 에스프레소나 블랙 아메리카노만 마시자. 정녕 카푸치노를 원한다면, 무지방 우유나 두유를 타서 마시자. 카푸치노를 마시고 싶을 때 내가 즐겨 쓰는 방법이다.
- 하루에 딱 두 잔만 마시자. 두 잔 모두 정오 이전에 마시는 것이 좋다. 물론 당신이 파리에 있다면 예외다. 종일 마셔도 좋다.
- 디카페인 에스프레소는 오후 5시를 넘기지 않는 한 점심 식사 이후에 마셔도 좋다. 오후 5시 이후에는 소량의 카페인을 섭취하는 것만으로도 수면에 방해가 될 수 있기 때문이다.

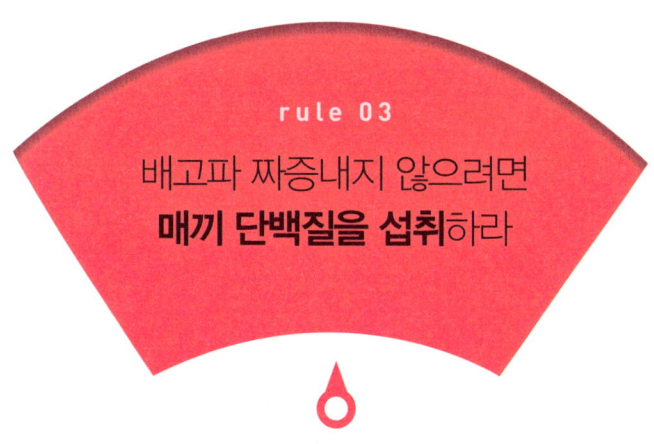

배고파 짜증내지 않으려면
매끼 단백질을 섭취하라

내가 가장 중요하게 생각하는 영양소는 형태를 불문한 단백질이다. 다이어트 중인 사람들에게도 단백질은 필수 섭취 식품 목록에 속한다. 한마디로 여러분은 단백질을 양껏 섭취해야 한다. 최소한 FDA(미국 식품의약국) 권장량보다는 훨씬 많이 섭취해야 한다.

하지만 어째서 '끼니마다' 섭취하라는 것일까? 그 이유는 다음과 같다.

1. 만족감과 허기 감소 효과를 종일 누릴 수 있기 때문이다(점심을 먹고 2시간 만에 다시 배가 고파지는 일이 없으려면, 점심 식단에 단백질 음식을 빼놓지 말아야 한다).

2. 체중이 90킬로그램인 사람이라면 하루에 최소한 단백질 100그램을 섭취할 것을 권한다(〈도전! 팻 제로〉에서도 했던 이야기지만, 다음 설

명을 참조하길 바란다). 한 끼에 100그램을 다 섭취하라는 뜻은 아니다. 100그램을 세 끼에 나눠 먹는다면 결코 부담스런 양이 아니다.

3. 마지막으로, 단백질은 어떤 형태의 단백질이든 대부분 맛이 좋다. 매 끼니에 단백질을 포함시키면 훨씬 다양하고 싫증나지 않는 식단을 짤 수 있는데, 다이어트를 하는 사람들에게는 이 같은 식단이 대단히 중요하다.

하지만 이것만은 기억하자. 칼로리가 같은 음식이라고 똑같이 치부할 수는 없는 것처럼, 단백질도 단백질 나름이다. 내가 생각하기에 단백질의 왕은 단연 생선이다. 생선보다 더 이롭고 포만감을 주는 식품은 찾기 힘들다. 단도직입적으로 말해, 생선을 섭취하지 않으면 뺐던 살도 도로 찔 수 있다. 사정이 이러하니, 일단 여러분의 식단에 단백질을 포함시킬 방법부터 논의해보자.

생선 /

"하지만 하퍼, 저희 집에서는 생선을 안 먹는데요"라고 토를 다는 독자가 있을지 모른다. 우리 집도 마찬가지였다. 하지만 그건 내가 테네시에서 자랐고 우리 가족은 건강한 생선 조리방법의 기본원칙조차 모르고 있었기 때문이다(건강한 생선 조리방법이라고 해서 크게 복잡하지는 않다. 이에 관해서는 제3장 팻 제로 키트에서 다룰 것이다). 많은 이들이 나와 같은 상황이리라 생각한다. 그러나 일주일 식단에 생선이 빠져 있던 집에서 자랐다고 해서 말도 안되는 그 전통을 계승할 필요는 없다!

나는 여러분이 생선의 이점을 모두 알게 되면, 생선을 결국 식탁에 올리기 시작하리라 믿어 의심치 않는다.

여러분이 가장 관심 있을 효능, 체중감량에 대해서부터 이야기해보자. 이 책의 서두에서도 언급했듯이, 체중감량을 촉진하는 효과를 보이되 그것이 단지 칼로리가 낮기 때문만은 아닌 식품이 존재한다. 그 대표적인 예가 바로 생선이다. 사람들을 두 그룹으로 나눠 생선 섭취량에만 차이를 둔 동일한 식이요법을 실시할 경우, 매우 놀라운 결과가 나타난다. 생선을 섭취한 사람들이 생선을 섭취하지 않은 사람들에 비해 동일 기간에 걸쳐 체중이 약 1킬로그램 더 줄어든 것이다. 이는 아이슬란드의 연구진이 남성 참가자 324명을 네 그룹으로 나눠 칼로리와 영양수준은 동일하되 식품 구성은 다른 네 가지 식단을 제공했을 때 도출된 결과다. 지방질이 가장 풍부한 생선을 섭취한 그룹이 가장 큰 폭의 체중감량을 경험한 것이다. 이에 연구자들은 "영양균형이 잡혀 있고 칼로리 수준은 억제한 식단에 해산물을 첨가하면 체중감량이 촉진될 수 있다"는 결론을 내렸다.

생선이 최근에 이토록 많은 관심을 얻게 된 주요 원인은 여러분도 익히 들어보았을 오메가3 지방산과 그것이 지닌 만성질환 예방 및 치료 효과와 관련이 있다. 이해를 돕기 위해 이에 대한 입문 수준의 설명을 짤막하게 해보겠다.

오메가3는 영양학자들이 필수지방산이라 부르는 영양소다. 지방산은 탄소와 수소 원자들이 결합된 사슬 모양으로 이루어져 있으며, 자체적으로 소비할 연료를 만들어내는 인체 능력의 근간이 되는 물질이다. 지방산은 날것 그대로의 사용할 수 없는 연료를 정제된 강력한 에너지원으로 전환시킨다. 그러나 필수지방산은 우리 몸이 생산해내지 못하는 물질이므로 음식 섭취

말고는 얻을 방법이 없다. 그리고 생선에는 가히 다량의 필수지방산이 함유돼 있다.

오메가3는 그 외에도 온갖 효능을 발휘하는 것으로 드러났다. 각각의 메커니즘이 정확히 어떤 방식으로 움직이는지는 분명치 않지만, 그중 상당수는 오메가3가 염증을 통제하는 방식으로 귀착된다. 이 점에 대해서는 여러분도 알고 있는 편이 좋다. 이 주제야말로 오늘날의 만성질환 치료 분야에서 가장 주목받는 부분이기 때문이다.

간단히 말해, 염증이란 우리 몸의 방어체계다. 박테리아나 오염된 공기 같은 어떤 외부 물질이 우리 몸에 침투하면, 간과 췌장은 이 악당들을 처단할 온갖 종류의 전사戰士 화학물질을 만들어내기 시작한다. 베인 상처를 입었을 때 크게 감염되거나 괴저에 걸리지 않는 것도 바로 그 덕분이다. 대신 벤 곳이 조금 붉어지고 열이 나고 아리고 부어오르기는 하지만, 이는 다름 아닌 우리의 염증 체계가 제 역할을 하고 있다는 표시다. 문제는 이 강력한 체계가 너무 자주 비정상적인 과열상태에 빠진다는 것이다. 바로 이 때문에 우리의 동맥에 플라크가 생기고, 그렇게 생긴 플라크가 때때로 '파열'돼 심장발작이나 뇌졸중을 일으키는 것이다. 이는 또한 혈당수치를 교란하는 원인 중 하나이기도 하다. 혈당치 이상은 결국 당뇨병, 시력상실, 신경손상, 사지절단으로 이어질 수 있다.

다행히 우리 몸은 이런 연쇄 참사를 감지하는 능력이 있다. 단, 체내에 오메가3 지방산이 충분하다면 말이다. 오메가3 지방산은 선택적으로 작동하는 소화기消火器 역할을 한다. 우리 몸에 필요치 않을 때는 염증을 일으키는 입자들을 눌러 끄는 것이다. 우리는 이러한 오메가3를 캡슐이나 물약, 알약 형태로 얼마든 섭취할 수 있고, 이런 제제는 우리가 복용하는 특정 처방약

이 오메가3의 효능을 최소화해버리지 않는 한 충분히 효과를 발휘한다. 그러나 그보다 더 안전하고 맛좋은 형태로 섭취하는 방법도 있다. 바로 생선, 그중에서도 연어와 날개다랑어다. 생선에서 얻을 수 있는 효능은 콜레스테롤, 혈압, 혈당 수치 개선에서부터 뼈 건강, 근육 보호에 이르기까지 다양하며 그 목록은 날마다 늘고 있다.

물론 다 좋은 이야기다. 하지만 생선이 어떻게 체중감량을 도와준다는 것일까? 여러분은 이 점이 궁금할 것이다.

나는 생선을 먹으면 항상 몸이 더 가뿐해진 느낌이 든다. '위가 비어서' 몸이 가벼워진 느낌이 든다는 것이 아니다. 사실, 포만감은 더 오래 지속되는데, 몸이 무겁거나 둔한 느낌은 들지 않는다. 포만감을 다루는 최신 과학, 즉 식품 만족도에 관한 연구에 따르면 이 같은 효능은 생선에 함유된 단백질과 지방의 특정 조합에서 기인한다고 한다. 생선 자체의 부피도 한몫을 한다. 170그램의 틸라피아tilapia (아프리카 동남부가 원산지인 민물고기의 일종) 요리가 같은 무게의 스테이크에 비해 얼마나 큰지를 보면 알 수 있다. 한마디로 접시를 그득 채우는 양이다. 제3장에서 소개할 몇 가지 조리방법을 사용하면, 여러분은 배부르고 행복해지되 살은 찌지 않으리라고 나는 장담할 수 있다.

단백질은 얼마나 섭취해야 충분하다고 할 수 있을까?

공식적인 답은, 그걸 아는 사람은 아무도 없다는 것이다. FDA에서는 하루 섭취 칼로리의 10퍼센트를 단백질로 섭취해야 한다고 말한다. 미국 국립연구회의National Research Council는 8퍼센트를 제안했고, 미국 국립과학아카데미National Academy of Sciences

는 6퍼센트를 제시했다. 나는 이른바 '체중감량을 위한 권고안Skinny Recommendation'이라 부를 만한 것을 여러분에게 제시하고자 한다. 체중(파운드로 환산된)을 재고 이를 2로 나누자. 그 수치가 여러분이 매일 섭취해야 하는 단백질량의 그램 수치다. 당신이 200파운드(90킬로그램)라면, 하루 최소 100그램을 섭취해야 한다. 이것이 백 퍼센트 과학적인 계산방법이라 단언할 생각은 없지만, 탄수화물을 줄인 고단백 식사를 하는 것이 결과적으로 훨씬 우수한 체중 통제 메커니즘을 갖게 해준다는 사실이 점점 더 많은 연구를 통해 증명되고 있다. 내가 하려는 말은 이 방법이 '효과가 있다'는 것이다. 나는 효과를 보았고, 내 클라이언트, 〈도전! 팻 제로〉의 참가자들도 그랬다. 여러분이라고 예외는 아닐 것이다.

달걀

…은 우리를 구원하리로다! 흥미로운 이야기를 하나 들려주겠다. 나는 하루에 달걀흰자를 대여섯 개씩 먹는다. 달걀흰자의 열량은 개당 20칼로리에 불과하다. 노른자까지 포함하면 60칼로리까지 올라가는 달걀 한 알의 총열량보다 훨씬 낮은데, 달걀흰자는 환상적인 단백질 공급원이기도 하다. 하지만 흰자만 사용하든 노른자까지 몽땅 사용하든, 달걀은 다용도로 사용할 수 있는 식자재다. 달걀을 넣으면 평범한 수프도 더 맛있어지고 저녁 샐러드도 더 만족스러워져 굳이 밖에 나가서 닭고기를 뜯어야겠다는 생각이 사라진다! 달걀은 마법의 식자재다. 어떤 음식이든 달걀을 넣으면 맛이 더 풍부해진다.

또 나는 흰자 5개로 만든 오믈렛에 노른자 한 알을 떨어뜨리면 오믈렛 색

깔이 먹음직스러운 노란빛을 띨 뿐만 아니라 맛도 훨씬 깊어진다는 사실을 발견했다. 이 요리를 〈도전! 팻 제로〉 참가자들에게 대접해봤는데 하나같이 이 요리를 좋아했다. 흰자를 싫어하는 사람조차 말이다! 한 가지 더. 가능하다면 오메가3 함유 달걀을 사용하자.

닭고기와 칠면조고기 /

다이어트를 하는 현대인들의 디폴트 식자재인 가금육(특히 닭가슴살)은 체중 감량용 찬장에 준비해두고 유용하게 쓸 수 있다. 우리 역시 이를 활용할 테지만 이 요리를 매일 먹는 일은 없을 것이다. 나는 여러분이 단조로운 식단에 물리는 것을 원치 않는다. 지루함은 체중감량이라는 목표에 대한 집중력을 갉아먹을 수 있다.

덧붙여 말하면 나는 유기농 가금육을 선호한다. 아마도 그보다 더 중요한 것은 '인도적으로 사육된', '개방사육된', 그리고 '지속 가능한 방식으로 사육된' 가금육이겠지만 말이다. 내가 이를 추천하는 것은 친환경적인 이유 외에도 이렇게 사육된 고기가 맛도 훨씬 더 좋기 때문이다. 앞으로 몇 주에 걸쳐 다이어트 식단을 고수해야 할 여러분에게 맛은 무엇보다 중요한 요소다.

하지만 가금육이 미덥지 않다면 생선을 기억하자. 생선은 쇠고기나 가금육보다 더 나은 선택이다!

동물성 단백질과 나

지난 몇 년 동안 나에 관한 기사를 읽어온 분들은 내가 비건^{vegan}(엄격한 채식주의자)이라고 생각할 텐데, 이런 내가 동물성 단백질을 권하는 것 자체가 놀라울지 모른다. 여기에는 개인적인 사연이 있다.

동물에 대한 '연민'에 관한 논쟁은 내가 비건이 되겠다고 결심하게 된 데 큰 역할을 했다. 나는 동물의 처우에 관심을 가지고 있고, 여러 농장과 도축장들의 열악한 조건에 관한 글을 읽고 그에 관한 영상을 보기도 했다. 또 동물성 단백질 섭취를 줄이거나 아예 멀리하는 것의 건강상의 이점과 질병예방적인 이점에 대해서도 읽었다. T. 콜린 캠벨$^{T. Colin Campbell}$의 저서 『중국 연구$^{China Study}$』는 기존 연구 중에서 대단히 설득력 있는 연구 중 하나다. 캠벨은 수십 년간 아시아인들의 식습관을 연구했는데, 그의 연구는 오늘날 가장 건강한 인구 중 일부가 고기를 먹지 않는 이들이라는 사실을 흠잡을 데 없는 방식으로 증명해 보이고 있다.

그래서 나는 먼저 베지테리언^{vegetarian}이 되었고, 결국에는 비건이 되었다. 동물성 단백질은 절대 먹지 않겠다고 생각했다! 우유? 우유도 안된다. 나는 대신 두유 라떼나 콩으로 만든 치즈를 먹을 것이다. 오믈렛은? 두부를 으깨 만든 오믈렛일 때만 예외다. 동물성 단백질을 배제하고도 채식 버거, 아몬드 빵, 달^{dhal}, 편두콩 수프, 카레, 팔라펠^{falafel} 등 스타디움을 채울 선수는 충분했다. 그리고 효과도 있었다. 체중이 줄었고 콜레스테롤 수치도 낮아졌다. 훨씬 가벼워진 느낌이었다. 내 경우에, 엄격한 비건식 식생활(나는 모든 음식을 면밀히 따지고 먹었다)은 효과가 있었다. 귀찮아도 내 건강만큼은 기울인 노력의 대가를 얻은 것이 확실했다.

하지만 몇 년이 지나자 그런 이점도 사라지기 시작했다. 나는 피로해졌다. 그리고 내 몸은…말랑말랑해졌다. 이른바 〈도전! 팻 제로〉라는 쇼에 트레이너로 출연하는 사람이 근육을 잃은, 유하고 말랑말랑한 몸을 갖게 되었다는 것은 그리 반가운 일이 아니었다. 내 개인 트레이너 샘 업턴은 내가 근긴장과 근력을 회복하기 위해서는 동물성 단백질을 어느 정도 식단에 재도입해야 할 것 같다는 제안을 했다.

나의 경험은 과학적이지는 않지만 의미가 없지는 않다. 나는 동물성 단백질을 얼마간 다시 식단에 포함시키는 것만으로도 내 에너지 수준을 향상시킬 수 있었다. 탄탄한 몸은 유지하면서 컨디션은 더 향상시킬 수 있었던 것이다. 내가 마지못해 비건 생활을 포기한 사람이라는 점은 인정해야겠다. 나는 지금도 육류에 대해, 동물들이 다뤄지는 방식에 대해, 그리고 그것이 우리 건강에 미칠 영향에 대해 께름칙하게 느낀다. 하지만 나는 또한 우리가 빠른 시일 내에 동물들에 대한 처우를 바꿀 수 있다고 믿는다. 개방사육은 이제 주류 개념으로 자리를 잡아가고 있다. 우리는 동물들의 사육장 환경을 개선시키는 법을 통과시켰다. 그리고 느리지만 분명히, 육가공업계조차 좀 더 나은 축산업 및 양생법에 대한 메시지들을 수용하고 있다. 이 모든 일은 느리게 일어나고 있다, 맞는 말이다. 그러나 일어나고 있는 것만은 사실이다. 그리고 우리는 그 같은 변화를 우리 자신의 이익을 위해 사용할 수 있다. 동물의 이익을 위해서도 마찬가지다. 우리가 동물을 학대하지 않고 생산된 식자재를 요구한다면 그런 식자재를 위한 시장을 창출하는 셈이고, 이는 축산업자들로 하여금 그 같은 개선을 계속하도록 해줄 것이다. 소비자들의 지갑이 갖는 위력은 강력하다. 내 말은, 바로 그 힘을 발휘하자는 것이다.

나는 여전히 대개 식물에 기초한 식단을 옹호한다. 내가 제시한 메뉴와 레시피를 보면 동물성 단백질에 크게 의존한 식단을 추천하지 않는다는 사실을 알게 될 것이다. 그렇지만 식물성 우위의 식단을 유지하면서 이따금 스테이크나 닭가슴살 요리, 소량의 치즈를 먹는 것이 아주 끔찍한 일이라 생각지는 않는다. 미국의 가장 유명한 비건 요리사인 탈 로넨Tal Ronnen은 최근 어느 인터뷰에서 이 딜레마에 관한 질문을 받았다. 그의 대답이 궁금한가? "그럼, 베이컨을 먹는 비건이 되십시오!"

돼지고기 /

이 '제2의 흰살 고기'는 우리의 선호 식자재 목록에 들어 있지 않은 식품이다. 나는 돈육 생산자들이 동물에 대한 처우를 개선하기 위해 가야 할 길이 아직 멀다고 생각하며, 우리가 슈퍼마켓에서 구입할 수 있는 돈육 제품들도 건조하고, 맛없고, 질긴 경우가 다반사다. 하지만 여러분의 식단을 좀 더 다양하게 만들 필요가 있다는 것은 분명한 사실이다. 다행히도 우리는 인도적인 사육방식에 자부심을 갖는 양돈업자가 점점 더 많아지는 것을 느리지만 확실히 목격하고 있다. 그중에서도 손꼽을 만한 사례는 캘리포니아 주 돈육 생산지인 나이먼랜치Niman Ranch로, 이곳은 미국 전역의 유명 요리장들이 즐겨 찾는 돈육 공급원이 되었다. 그런 생산자들에게서 나온 고기는 즙이 풍부하고 맛도 더 좋다. 돼지고기는 어느 부위를 먹는 것이 좋을까? 허리 살은 칼로리가 가장 적은 부위고, 엉덩이 살은 지방이 가장 많은 부위다. 허리 살은 닭고기 대용으로 쓸 수 있다.

쇠고기 /

특유의 밀도와 부피 덕분에 생선 요리가 170그램짜리 쇠고기 요리보다 훨씬 풍성해 보이고 먹고 나서도 훨씬 만족스러울 수 있다는 사실을 기억하자. 그러나 여러분이 좀 더 다채로운 식단을 원하거나 쇠고기 없는 생활은 상상할 수도 없다는 입장이라면, 몇 가지만 명심하고서 쇠고기 요리를 시도해볼 수 있다.

어떤 동물성 단백질에 대해서도 마찬가지지만, 나는 여러분이 풀을 먹여기른 유기농 쇠고기를 선택하길 바란다. 그런 고기는 값이 더 비싸다는 것을 모르는 바는 아니다. 하지만 여러분이 쇠고기를 좀 더 선택적이고 전략적으로 섭취하려고만 하면, 최소한 섭취량의 일부만이라도 유기농 농장에서 나온 것을 사용하는 방법을 찾을 수 있을 것이다. 나는 유기농을 절대명제로 생각지는 않는다. 저녁을 차릴 시간인데 냉장고에 유기농 육류가 없으면, 비유기농 고기를 먹을 수밖에 없는 일이다. 유기농을 먹느냐 비유기농을 먹느냐보다 중요한 것은 합리적이고 건강한 체중감량이다.

그러나 풀을 먹여 사육한 쇠고기에는 많은 이점이 있다. 놀라운 효능을 지닌 오메가3 지방산뿐 아니라 공액리놀레산conjugated linoleic acid, CLA까지 대량 함유하고 있다는 것이 그중 하나다. 오메가3처럼 CLA도 인체가 정상적인 대사 순환을 통해 자체 생산해내는 분자지만, 이 분자가 체중조절에도 도움이 된다는 사실이 밝혀졌다. CLA의 이 같은 측면에 대해 이루어진 연구는 지금까지 35건이다. 이들 연구가 공통으로 밝혀낸 사실은 다음과 같다. 쇠고기와 캥거루 고기에도 들어 있는 CLA는 체지방을 감소시키고 근육량을 증가시키는 데 도움을 준다.

가장 지방이 적은 부위를 선택하자. 선택한 부위의 고기를 간단히 조리해 소스 없이 먹는 것이 가장 좋다. 또한 1인분 적정량에도 주의를 기울이자! 이에 관해서는 수칙 9에서 더 자세히 알 수 있을 것이며, 다시 말하지만 기름기 없는 스테이크 1인분이 다른 단백질 요리보다 양이 훨씬 적다는 것을 알면 여러분은 놀랄 것이다. 그러니 다른 종류의 단백질을 양껏 먹을 것이냐, 소량의 쇠고기 스테이크를 맛볼 것이냐는 각자의 선택에 맡기겠다. 물론 많은 양의 음식이 포만감을 느끼기에는 더 좋을 것이다. 내 말은, 만약 여러분이 아기 손바닥만한 쇠고기 버거와 장장 두 덩어리나 되는 칠면조고기 버거 가운데에서 선택해야 한다면 과연 무엇을 고르겠느냐는 것이다. 더욱이 체중감량을 정말 심각히 생각하는 사람한테는 칠면조고기가 쇠고기보다 훨씬 더 추천할 만한 단백질 공급원일 것이다. 그리고 사실 여러분이야말로 체중감량을 심각하게 생각하는 사람들이다. 그것도 심각할 정도로 심각하게 말이다.

쇠고기 부위

기름기가 적은 부위 순

부위	kcal/110g
홍두깨살 스테이크 eye of round steak	188
도가니살 스테이크 sirloin tip side steak	197
설깃살 스테이크 bottom round steak	225
우둔살 스테이크 top round steak	226
보섭살 스테이크 top sirloin steak	247

가장 기름진 부위 순

부위	kcal/110g
스트립strip 스테이크	232
필레미뇽 filet mignon	261
스커트 스테이크 skirt steak	286
허리등심 스테이크 top round steak	320
티본 스테이크 T-bone steak	320
갈비살 스테이크 rib-eye steak	322

치즈 /

치즈에도 그만의 이점이 있다. 종류가 다양한 여러 치즈는 칼로리가 낮고 단백질 함량은 높으며 탄수화물은 전혀 함유하고 있지 않다. 체중감량에는 성공했고 이제 그 체중을 유지하고 싶은 사람에게 그만큼 솔깃하게 들릴 사실은, 치즈가 다목적에 쓸 수 있는 식자재라는 점이다. 아침식사로 먹을 수 있고, 간식이나 디저트, 심지어 저녁식사에 곁들여 먹을 수도 있다. (파마산 치즈는) 음식에 향미를 더해줄 양념으로 사용할 수도 있고, (리코타 치즈나 페타 치즈 같은 경우는) 불완전한 단백질 음식(가령, 콩요리)을 보완해줄 토핑으로 쓸 수 있으며, 맛도 좋고 보기도 먹음직하다는 단순한 이유로 어떤 음식에든 곁들일 수 있다! 내가 개인적으로 좋아하는 치즈는 염소젖 치즈, 마일드 체다 치즈, 페타 치즈, 블루 치즈, 그리고 파마산 치즈다.

독자들은 지방을 그대로 함유한 각종 치즈에 내가 전혀 반감을 보이지 않는다는 사실을 깨달았을 것이다. 내가 어떻게 반감을 가질 수 있겠는가? 훌륭한 체다 치즈는 말 그대로 훌륭한 체다 치즈이며, 약 30그램만으로도 실하게 먹은 것 같은 느낌을 준다. 내가 좋아하는 간식거리가 하나 있다. 후무스(병아리콩 으깬 것과 오일, 마늘을 섞은 중동 지방 음식) 약간에 페르시아 오이 약간, 그리고 단단한 치즈 몇 조각을 곁들이는 것이다. 상상만 해도 입에 침이 고인다!

두부와 템페 /

마지막으로 소개할, 그러나 앞에 언급한 것보다 결코 덜 중요하지 않은 식품은 또 다른 비동물성 단백질원인 두부와 템페tempeh(콩을 발효시켜 만든 것으로 인도네시아의 대표적인 음식)다. 한때 이들 식품은 비건이나 베지테리언이 치즈나 육류 대신 섭취하는 '대체' 단백질로 간주되었다. 하지만 이제는 채식주의나 심지어 비건주의가 그렇게 된 것처럼 두부와 템페 역시 주류가 되었다. 거의 모든 식품점이 이 식자재를 취급하기 시작했고, 미국 전역의 레스토랑 메뉴에서도 이들로 만든 요리가 눈에 띄며, 비건이나 베지테리언이 아닌 사람들의 요리 레퍼토리 속에서도 이들은(특히 두부가) 빠르게 그 입지를 다져가고 있다. 이들은 조리하기도 쉽다. 다음 장에 소개할 레시피를 참조하면 몇 가지 맛좋은 요리를 맛볼 수 있을 것이다.

두유를 응고시켜 만든 두부 약 100그램은 열량이 75칼로리, 단백질 함량은 8.1그램이다. 그보다 밀도가 높은(그래서 1인분 크기는 더 작은) 템페는 일종의 발효시킨 두부로, 반 컵 분량의 열량은 160칼로리, 단백질 함량은 15그램이다. 식단에서 고기를 뺀 날에 이를 대신 활용해보자!

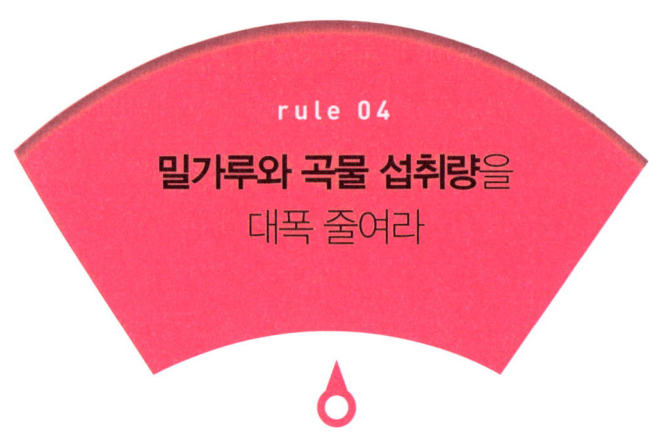

밀가루와 곡물 섭취량을
대폭 줄여라

주로 정백한 밀가루 형태로 된 곡물은 현대인들의 식단을 지배하고 있다. 파스타는 그 세계의 왕이다. 베이글은 매일같이 등장한다. 다종다양한 각종 곡물은 값이 저렴할 뿐 아니라 맛도 좋고 어디에서든 구할 수 있다.

이들은 '저지방', '천연 재료', '완전식품', 심지어 '심장에 좋은' 식품으로 마케팅될지도 모른다. 그러나 그런 제품도 결국 정백·가공된 것이라면 오히려 체중을 불리는 데 한몫을 할 것이다.

이는 곡물이 체내에서 처리되는 순간 액상 칼로리와 아주 흡사한 것으로 변해버리기 때문이다. 수칙 2에서 소개한 팝킨 박사의 연구를 기억하는가? 액상 칼로리와 마찬가지로, 곡물 역시 진화 역사를 통틀어 인간의 섭취물이 아니었다. 우리는 곡물을 섭취하도록, 최소한 이토록 많이 섭취하도록 만들어지지는 않았다. 단지 비교적 최근 들어서야 곡물이 우리의 식단에서 일상적이며 중요한 식자재로 자리매김한 것뿐이다. 그리고 역시 액상 칼로리처럼, 우리가 줄기차게 소비해온 곡물은 당뇨병, 과민성대장증후군에서 심장질환에 이르는, 그리고 피부발진, 면역체계 이상, 글루텐 알레르기 같은 신종 질환까지 아우르는 수많은 건강의료비 지출 원인을 유발시켰다.

이 말은 곧 여러분이 지금을 기점으로 클램소스 스파게티를 끊어야 한다는 뜻일까? 이제 버리토burrito와는 영영 작별해야 하는 것일까? 그보다 더 중요한 질문은 이것일 것이다. 백미와 흰빵, 옥수수 가루처럼 먹었을 때 위안과 만족감을 주는 음식을 식단에서 배제한 채 살아갈 수 있을까?

정백한 곡물, 가령 라벨 맨 앞머리에 적힌 성분이 '밀가루'인 제품은 왕들이 먹었던 아침식사에서 비롯된 음식이다. 소작농들은 비름잎이나 끓인 밀알로 근근이 연명할 때, 부자들은 일꾼들을 시켜 겨를 모두 벗겨내고 질감이 곱고 부드러운 빵을 만들어 먹을 수 있었는데, 마침내는 이런 조리방법이 만방에 퍼지게 되었다. 현대의 식품기술은 그 같은 조리 과정을 거친 음식을 평범한 사람도 부담스럽지 않을 만큼 저렴한 것으로 만들었고, 그와 동시에 곡물 알맹이의 두 가지 핵, 즉 겨와 씨눈을 앗아가 버렸다. 겨는 소화 과정에서 독보적인 효능을 발휘하는 요소이고, 씨눈은 엄청난 영양분을 공급하는 요소다. 도정 뒤 남은 곡물은 빈껍데기에 지나지 않는다.

게다가 이 빈껍데기는 위험스럽기까지 하다. 겨가 없으면 녹말질의 탄수화물은 정상보다 더 오랫동안 내장벽에 붙어 있게 돼, 정상적인 체내 과정을 방해하기 시작한다. 이로 인해 이로운 박테리아들이 아사한다. 영양가 적은 녹말질 탄수화물은 포만감을 일으키는 호르몬 분비를 억제하고, 반대로 허기를 느끼게 하는 호르몬 분비는 자극한다. 그리고 씨눈이 제거된 곡물을 섭취한 인체는 기껏 섭취한 곡물에서 무기질이나 비타민, 단백질을 전혀 공급받지 못하게 된다. 간이 이런 탄수화물을 처리하기 시작하면, 인체는 혈당과 인슐린 수치를 솟구치게 할 설탕 시한폭탄을 지닌 것과 같은 상황에 처한다. 그리고 우리가 그토록 찾았던 포만감마저…점차…희미해져버리고 만다.

이와는 대조적으로, 통곡물은 대단한 효능을 발휘한다. 통곡물은 소화를 촉진하고, 좋은 호르몬의 양은 늘리고 나쁜 호르몬은 줄이며, 혈당과 인슐린 수치를 안정시키고, 더 큰 포만감을 느끼게 해준다. 한마디로 체중증가를 좀 더 어렵게 만들어주는 것이다. 스웨덴 룬트 대학교의 잉게르 비요크 Inger Björck 박사의 연구가 좋은 예다. 자신부터가 당뇨병을 오래 대물림한 가계를 둔 비요크 박사는 "사람의 뱃속에도 기억력이 있을까?"라는 질문에 골몰했다. 다시 말해, 음식물을 건강하게 소화시키는 방법을 '기억'해내도록 내장을 자극한다는 것이 과연 가능할까? 하는 궁금증이었다. 비요크는 실험 하나를 계획했다. 그녀의 환자들 중 일부는 저녁을 먹을 때 아주 소량의 보리를 같이 먹게 했으며, 다른 환자들은 보리를 제외한 동일한 메뉴를 제공받았다. 이튿날 아침, 연구자들이 환자들의 혈액 샘플을 채취해 혈당 수치를 측정했다. 더 건강한 수치를 보인 쪽은 보리를 먹은 환자들이었다.

이는 그다지 놀랍지 않을 수 있다. "정말로 놀라운 것은 바로 다음에 일어난 일이었다"라고 비요크는 말한다. "우리는 두 그룹에 달걀, 토스트, 심지어 베이컨까지 곁들인 푸짐한 아침식사를 제공하고 2시간 뒤에 다시 환자들의 혈당을 측정했다. 이번에도 보리를 먹은 환자들의 혈당치가 더 낮았다! 그들의 내장이 보리로 인해 재프로그램되기라도 한 것 같은 결과였다." 이 효과는 점심식사가 지나서까지 유지되었다. 보리를 먹은 환자들에게서는 포만감이 보고되었다. "위장胃腸 기억 같은 것이 존재하는지도 모르겠다"고 비요크는 말한다. "그리고 우리가 해야 할 일은, 위장이 음식물을 처리하는 올바른 방법을 기억하도록 위장을 자극할 방법을 찾는 것이다."

예, 예, 알겠습니다만, 하면서 끼어들고픈 독자가 있을 것이다. "하지만 아이가 셋이나 되고, 매일 회사에도 나가야 하고, 애완견까지 산책시켜야 하는 제가 곡물을 씻고 불리고 끓여 조리해놓을 시간이 있다고 생각하세요?"라고 말이다. 물론 그럴 시간을 내기란 쉽지 않을 것이다. 하지만 일요일 저녁에 20분 정도 짬을 낼 수는 있지 않은가? 대다수 통곡물의 경우 20분은 충분한 시간이다. 파로farro(이탈리아 사람들이 예로부터 먹어온 밀의 일종으로, 한니발이 알프스를 넘을 때 이를 먹고 기운을 냈다고 한다. 참고로, 한니발은 뚱뚱하지 않았다)가 그렇고 보리도 마찬가지다. 게다가 보리는 불릴 필요조차 없다.

여러분이 정말로 이 규칙을 준수할 생각이라면(그리고 나는 그것이야말로 체중감량과 감량된 체중 유지에 성공할 수 있는 근본적인 방법이라 믿는다) 여러분은 먼저 식품에 붙은 라벨 읽는 방법을 배워야 한다(더 자세한 설명은 수칙 8을 참조하라!). 특히 빵을 고를 때 그렇다. 이 조언만큼은 잊지 말자. 만약 빵 포장에 적힌 영양정보에 '통밀로 만든 밀가루'나 '발아 통밀'이라는 문구가 없으면 그 제품은 그냥 내려놓는 것이 상책이다. '시골에서 쓰는 전통 방식'으로 만들었다는 문구가 담긴 화려한 라벨에 '잡곡', '견과류 함유', '전곡全穀', '천연', '맷돌로 간' 등등 기타 어떤 문구가 같이 쓰였어도 나는 상관치 않는다! 라벨에 가장 큰 글씨로 '통밀로 만든 밀가루'라는 말이 쓰인 제품이 아니면 쇼핑카트를 밀고 가던 길을 계속 가는 게 좋다. 제일 처음에 기재된 다섯 가지 성분 가운데 어떤 종류든 감미료가 포함돼 있는 경우도 마찬가지다.

늘 가는 슈퍼마켓에서 좀 더 꾸물대면서 라벨을 읽는 습관을 들이면, 여러분은 곧 어떤 빵과 곡물이 우리의 규칙에 부합하는지를 파악할 수 있을 것이다.

만약 20분도 내기 어려운 경우라면, 또는 나른해서 몸을 움직이기도 싫을 때는 어떻게 해야 할까? 다행히 이런 경우에도 사용할 수 있는 괜찮은 방법이 있다. 통곡물로 만들었는데 맛도 정말 끝내주는 파스타가 요즘에는 여러 대형 식품점에서 팔리고 있다. 이런 파스타는 탁월한 섬유질 공급원이기도 하다. 열량이 200칼로리에 불과한 1인분 분량에 9그램이나 되는 섬유질이 들어 있다. 그러나 파스타를 구입하고 조리할 때 주의해야 할 점이 있다. 메모해두자.

1. 성분표에는 통밀로 만든 밀가루(또는 통곡물로 만든 듀럼밀가루)와 물, 이 두 성분이 반드시 기재되어 있어야 한다. 바로 그거다. 일반 파스타의 섬유질 함량은 2그램에 불과하지만 통곡물로 만든 파스타로 얻을 수 있는 섬유질은 무려 9그램이다!

2. 1인분 용량은 약 57그램. 스파게티나 다른 길고 가는 파스타를 준비하려고 한다면, 이렇게 어림하면 된다. 손가락으로 동전만한 크기의 OK 사인을 만들어보자. 그 안에 들어갈 양이 1인분이다. 펜네나 퓨질리 같은 모양의 파스타는 어떨까? 이 경우에는 아까 말했듯이 약 57그램이 정량이다. 약 450그램 용량의 봉지나 상자의 8분의 1을 떠올려보자. 아니면, 처음 두세 번은 나중에 참고할 수 있도록 직접 양을 재어보는 것도 좋다. 이렇게 준비한 파스타 1인분의 열량은 200칼로리다. 괜찮지 않은가? 게다가 파스타는 그 위에 무언가를 얹어 내야 하는 음식이다. 우리는 그 위에 채소를 얹을 것이다(아래 6번을 보라)! 파스타는

어쨌든 요리의 주재료는 아니니까 말이다!

3. 파스타를 요리할 때는 큰 솥에 삶되, 충분히 익었는지 서너 차례는 시험해봐야 한다. 면은 알덴테^{al dente} 상태여야 하는데, 이는 약간 단단한 감이 있거나 면 가운데가 덜 삶아진 상태다.

4. 삶아 건져낸 파스타를 물에 다시 헹구지 말자. 이탈리아에서는 그렇게 하지 않는단 말이다! 파스타에 남은 천연 글루텐은 나중에 소스를 부었을 때 소스가 면에 흡착될 수 있게 해준다.

5. 파스타를 삶은 물 4분의 1컵 정도는 버리지 말고 남겨뒀다가 마지막 순간 소스에 첨가하자. 이는 칼로리를 추가하지 않으면서 소스의 맛을 높이고 향미를 풍부하게 해주는 옛날 시골식 조리방법이다.

6. 1인분으로 삶아낸 파스타는 센 불에 빨리 볶은 채소나 삶은 채소를 원하는 만큼 풍성히 곁들여 먹도록 하자. 채소를 볶을 때는 올리브 오일(1큰술 이상은 안된다)을 사용하자. 채소를 그냥 파스타 위에 올려놓는 대신, 채소와 파스타를 버무려 내자. 이제 여러분의 접시에 담긴 음식은 총 350칼로리, 즉 하루 할당 칼로리의 5분의 1이다. 여기에 연어 110그램을 더하면 총열량은 550칼로리가 된다!

7. 파마산 치즈를 곁들이자. 맛도 훌륭할뿐더러 굳이 소금을 치지 않아도 되게 해준다.

8. 이렇게 만든 파스타는 가능하면 저녁이 아닌 점심식사로 먹도록 하자.

다른 곡물이 먹고 싶은가? 그럼 파로를 소개하겠다! 지난 수십 년간 건강식 애호가들은 통밀알을 먹을 만한 것으로 만들기 위해 직접 불리는 수고를 해왔다. 건강식에 목을 맨 사람들만이 꽤 오랫동안 그런 노고를 견뎌냈다. 수고 대비 혜택이 그리 크지 않았기 때문이다. 그러나 만약 그런 귀찮은 준비 과정 없이 풍미는 배가된 통밀알을 사용할 수 있다면 어떻게 하겠는가? 이는 내가 여러분에게 파로를 추천하는 이유다. 파로는 로마제국 시절부터 이탈리아인들이 먹어온 밀의 일종이다. 파로는 1인분만으로 7그램이나 되는 단백질과 3그램의 섬유질을 제공한다(현미에 함유된 섬유질은 2그램에 불과하다). 반도정된 파로를 사용하면 조리시간은 단 20분밖에 걸리지 않고, 그런 유의 곡물은 여러 곳의 슈퍼마켓, 여러분이 사는 지역의 이탈리아 식품점 또는 온라인에서 구할 수 있다. 파로는 견과류 맛이 나며 향미가 풍부하다. 파로는 통곡물에 대해 갖고 있던 선입견을 완전히 바꿔놓을 것이다.

이에 관한 레시피는 258페이지와 259페이지를 참조하자.

빵에 대해 이야기하면, 내가 개인적으로 즐겨 먹고 사람들에게도 항상 추천하는 훌륭한 브랜드가 하나 있다. 바로 에스겔Ezekiel빵이다. 밀가루를 전혀 쓰지 않고 만드는(그 대신 곡물과 씨눈으로 만드는) 에스겔 빵은 계피와 건포도를 넣은 빵에서부터 참깨빵, 통밀빵에 이르기까지 다양한 형태로 나와 있는데, 보통 매장의 냉장식품 코너에서 찾을 수 있다. 에스겔 빵은 우리가 흔히 먹어온 빵보다 좀 더 '쫄깃'하지만, 그 덕에 생기는 만족스러운 식감은 그보다 가볍고 덜 건강한 다른 빵을 먹을 때보다 더 적은 양을 먹게 해준다.

★ "와우, 하퍼." 내 귓가에 이런 소리가 들리는 듯하다. "흰빵도 안 되고 흰 곡물도 안된다고요? 좋습니다, 좋다고요. 하지만 현미는 어떤가요? 현미 얘기는 많이 안 하신 것 같은데요?"

영양사, 다이어트 이론가, 길거리에서 인도풍 매듭공예를 파는 사람들

모두가 오랫동안 이 '마법의 곡물'을 백미의 대용물로 선전해온 것이 사실이다. 그러나 냉철한 영양과학자들은 다른 의견을 제시한다. 현미 1인분은 같은 분량의 백미보다 섬유질을 고작 1그램 더 제공할 뿐이다(현미는 2그램, 백미는 1그램). 현미에 함유된 단백질 또한 무시해도 좋을 수준이다. 미량영양소와 비타민이 백미보다 현미에 훨씬 더 많이 함유돼 있다는 것은 사실이지만, 1일 필요량에 맞춰 추산하면 그 차이 역시 무시할 만한 것이 되고 만다.

하지만 먼저 이야기했듯이 나도 인정 있는 사람이다. 벌써부터 현미를 여러분에게서 완전히 강탈해버리고 싶지는 않다. 꼭 필요하다면 현미를 이용하되, 한 번에 2분의 1컵 이상은 이용치 않도록 하자. 이는 분명 백미를 섭취하던 식습관에서는 일보진전이라 할 수 있다. 당장 백미를 끊고 현미를 먹는 습관을 들이되, 결국에는 쌀을 완전히 끊는 것을 목표로 삼아야 한다. 쌀을 대체할 훌륭한 곡물은 실로 한두 가지가 아니기 때문이다.

내가 여러분이라면, 일요일 저녁에 미리 4인분을 요리해 주중에 먹을 수 있도록 식힌 것을 1인분씩 봉지에 담아둘 것이다. 그게 아니면 미리 정량 측정돼 선조리된 제품을 매장에서 살 수도 있다. 이런 제품은 포장째로 전자레인지에 넣어 돌리기만 하면 끝이다. 하지만 절대 2분의 1컵 이상은 먹지 않도록 하자!

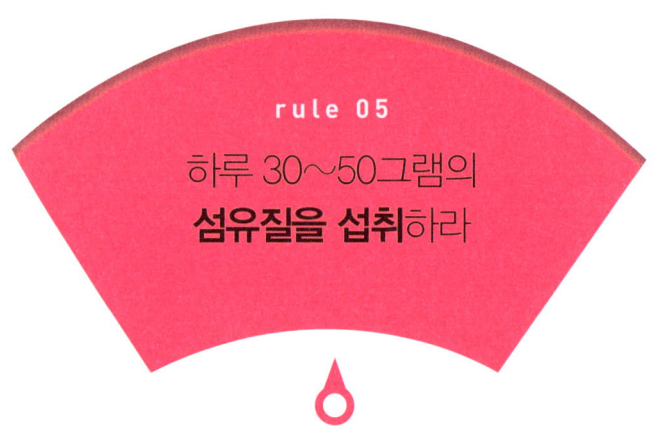

하루 30~50그램의
섬유질을 섭취하라

우리가 흔히 사용하는 고도로 가공된 '간편' 식품들은 섬유질을 일절 공급하지 않는다. 공급하더라도 그 양은 미미할 뿐이다. 따라서 여러분은 특별한 공을 들여서라도 섬유질이 함유된 음식을 찾아 규칙적으로 섭취해야 한다. 팻 제로 행동수칙에서 언급한 필수 섭취 권장식품에 섬유질 식품이 그토록 많이 포함된 것도 이 때문이다. 내가 여러분 있는 곳으로 가서 여러분이 먹을 요구르트에 규칙대로 섬유질을 집어넣는다면, 여러분은 하루에 30~50그램씩 섬유질을 섭취하지 않을 수 없을 것이다!

먼저 몇 가지를 알아두자. 섬유질에는 두 종류가 있다. 첫째는 수용성 섬유질로, 이름 그대로 물에 녹는 섬유질이다. 이렇게 용해된 것은 혈류에 흡수되는데, 이를 비롯한 혈류 속의 다양한 요소는 세포가 생체기능을 위해 사용하게 된다. 수용성 섬유질은 과일과 채소, 콩, 견과류, 연맥강$^{oat\ bran}$, 보리, 아마^{亞麻}와 같은 식물에서 주로 얻어진다.

또 다른 종류는 불용성 섬유질이다. 이 물질은 수용성 섬유질과는 달리 분해되지 않는다. 세포에 침투할 수 없어 소화기관 내에 남는데, 여기에서 음식물을 움직이고 위장관을 청소하며 일단의 항공복$^{抗空腹,\ antihunger}$ 분자들에 신호를 보낸다. 불용성 섬유질은 밀기울, 쌀겨, 옥수수겨, 과일이나 채소의 껍질, 견과류, 씨앗류, 통곡물로 만든 식품에 들어 있다.

여러분은 지난 수십 년 동안 섬유질이 이러이러한 건강에 좋다는 온갖 종류의 주장을 들어왔을 것이다. 결장암 발병 위험을 완화한다거나 나쁜 콜레스테롤 수치를 낮춰준다는 이야기, 현대적인 생활양식이 낳은 재앙인 2형 당뇨병의 발병을 예방한다는 이야기 들이 그 예다. 처음 두 주장에 대해서는 매우 다양한 수준의, 전반적으로 긍정적인 함의를 띤 데이터가 도출돼 있다. 그러나 당뇨병, 체중감량과 관련된 발견 역시 점점 더 흥미진진해지는 추세라 이에 관해서도 시간을 내어 한번 살펴봄직하다.

2형 당뇨병은 비만한 고등학생들이 이 증상을 보이기 시작하기 전까지는 '성인병'으로 알려졌다. 설탕을 과도하게 섭취해 근육에 반복적인 설탕 흡수 부담을 지우면, 근육은 결국 췌장이 생산하는 문지기 호르몬인 인슐린에 저항력을 갖게 된다. 이로 인해 인슐린과 다량의 설탕이 혈류 속에 흘러들어 쌓이면 피부와 근육, 심장, 신경세포에 염증이 발생한다. 흔히 나타나는 증상은 발 감염, 급속도의 피부노화, 그리고 눈병이다. 눈 밑에는 다크서클이 생기고, 팔꿈치도 까맣게 벗겨지기 시작한다. 병을 통제하지 않은 당뇨병 환자들의 경우 시력상실과 사지절단에 이르는 경우도 드물지 않다. 크고 작은 도시에서 사지절단 예방이 핵심 공공보건 과제로 등장했다면, 이는 무언가 그냥 간과해서는 안될 문제가 있음을 말해주는 것이 아닐까?

내가 권하는 양의 섬유질을 매일같이 섭취하는 것은 2형 당뇨병의 예방 방법으로 전도가 점점 더 유망해지고 있는 듯하다. 게다가 내가 이야기하는 섬유질은 보충제로 얻을 수 있는 종류가 아니라 음식물 속에 함유된 섬유질이다. 일례로, 드레스덴 기술대학 연구진은 광범한 평가 결과 식단을 변화시키는 것만으로도 2형 당뇨병의 발전을 예방할 수 있다는 사실을 지적해냈다. 그들은 이렇게 썼다. "하루 30그램 이상의 식이섬유를 제공하는 저지방 식단은 당뇨병의 효과적인 예방책인 것으로 드러났다."

섬유질을 섭취했을 때 체중감량에는 어떤 이점이 있을까? 섬유질이 위장을 '청소'해주고, 포만 신호를 보내고, 배부른 느낌을 훨씬 증대시켜준다는 것은 우리가 익히 아는 메커니즘이다. 하지만 섬유질 섭취 증대로 체중감량이라는 측면에서 기대할 수 있는 것에는 무엇이 있을까? 이에 대한 답을 얻을 수 있는 가장 좋은 방법 중 하나는 통곡물에 관해 진행된 연구를 재검토해보는 것이다. 현재까지 통곡물 섭취에 관해 미국에서 시행된 대규모 횡단연구는 총 14건이다. 최근 발간된 한 영양학지에 보고된 바에 따르면, "다량의 통곡물 섭취(1일 최대 3회분)는 성인의 경우 상대적으로 낮은 BMI$^{body\ mass}$ ^{index}(체질량지수)와 상관관계를 보인다." 또 다른 3건의 연구는 통곡물 섭취량을 늘린 성인 피험자들의 허리둘레가 상대적으로 더 가늘다는 것을 밝혀냈다. 그리고 볼티모어 노화 종단연구$^{Baltimore\ Longitudinal\ Study\ of\ Aging}$는 통곡물 섭취량과 체질량지수, 더 중요하게는 허리-엉덩이 비율$^{waist\&-to-hip\ ratio}$, 그리고 허리둘레 수치가 역관계를 보인다고 보고했다. 곡물에 함유된 물질 가운데 체중감량에 가장 도움이 될 가능성이 있는 성분은, 짐작대로 바로 섬유질이다.

나는 트위터와 페이스북에서도 내 섬유질 수칙에 대한 언급을 계속하고 있다. 왜냐고? 섬유질이 없었다면 불가능했을 수많은 신체적 변모를 나 자신부터가 경험했기 때문이다. 아무리 강조해도 지나치지 않은 것이 바로 섬유질의 중요성이다.

여러분이 내 SNS를 팔로한다면, 칼로리를 과다 섭취하는 일 없이 다량의 섬유질을 섭취하지 않고는 못 배길 것이다. 그리고 식탁 앞에 앉아 제대로 된 식사를 할 여유가 없을 경우에 대비해, 나는 하나만 마셔도 14그램의 섬유질을 섭취할 수 있는 식사 대용 음료를 레시피 섹션에 소개해두었다. 영양소 덩어리이면서 칼로리와 당분 함량은 대단히 낮은 이 음료는 내가 마음 놓고 추천하는 몇 안되는 음료형 칼로리 중 하나다.

내가 최고로 치는 맛좋은 섬유질 공급원

과일 (껍질째로 먹자)	사과: 중간 크기 1개 = 4그램 블루베리: 1/2컵 = 2그램 복숭아: 중간 크기 1개 = 2.3그램 배: 중간 크기 1개 = 5.5그램 라즈베리: 1/2컵 = 3.5그램 딸기: 1/2컵 = 9그램
채소	도토리호박: 깍둑썰기한 것 1/2컵 = 4.5그램 브로콜리: 1/2컵 = 2그램 방울다다기양배추: 1컵 = 4그램 양배추: 1컵 = 5.5그램 당근: 1/2컵 = 3.4그램 콜리플라워: 1컵 = 3그램 시금치: 1컵 = 7그램 주키니: 1컵 = 8그램

빵, 시리얼, 콩류	동부콩: 1/4컵 = 4.5그램
	에스겔 빵: 1쪽 = 3.5그램
	병아리콩garbanzo bean: 1/4컵 = 3.5그램
	강낭콩: 1/4컵 = 4그램
	리마콩lima bean: 1/4컵 = 3.5그램
	플레인 오트밀: 1/2컵 = 2그램
	통곡물 파스타: 건조 상태에서 약 57그램 = 6.3그램

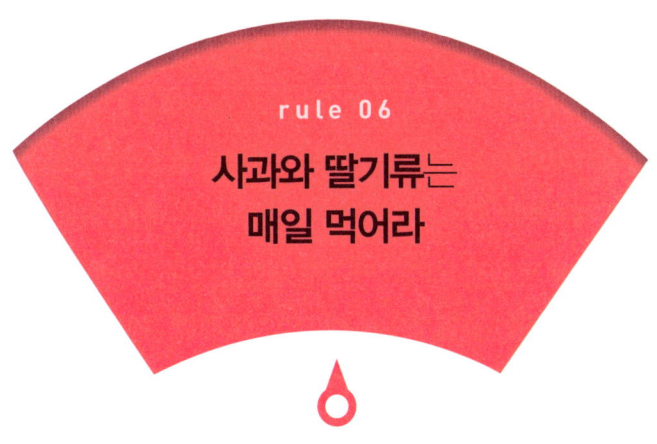

rule 06

사과와 딸기류는
매일 먹어라

이 수칙은 정말 친절하고 긍정적이고 수월해 보인다. 그렇지 않은가? 그러나 이 규칙 또한 나머지 규칙만큼 중요하고, 감량한 체중을 유지하고 싶은 사람이라면 이 맛난 과일들의 도움을 받는 것이 좋다.

나 역시 그렇게 하고 있다.

누군가 우리 집을 방문한다면 내가 식탁에 앉아 과일 간식을 먹으며 일하는 모습을 보게 될 가능성이 크다. 그리고 내 간식 접시를 채우고 있을 과일은 사과(사과만 먹을 때도 있고, 작은 치즈 한 조각이나 약간의 땅콩 버터를 곁들이기도 한다), 딸기와 블루베리(어쩌면 그리스 요구르트와 곁들여서. 팻 제로 셰이크 레시피 참조), 또는 라즈베리와 블랙베리(이것만 먹거나 또는 오트밀에 얹어 아침식사로 먹을 수도 있다)일 것이다.

나는 이들 간식을 사랑한다. 열거한 과일은, 내 개인적인 생각이지만 과일이라면 응당 그래야 할 맛을 낸다. 달콤하되 너무 달지는 않고, 복잡 미묘한 향미를 입 안에서 터뜨리며, 약간 짜릿하고 식물 특유의 향을 발하며, 혀를 살짝 얼얼하게 만들고, 가장 중요하게는 뱃속을 만족스럽게 채워준다.

이는 마치 내가 애지중지하며 저녁에 아껴 마시는 레드와인에 대한 묘사처럼 들린다! 그리고 여러 모로 보아 그럴 법한 일이다.

왜냐하면 최근 몇 년 동안 과일과 레드와인에 관한 과학적 연구결과가 서로 아주 유사한 이야기를 전개해왔기 때문이다. 와인의 경우에서처럼, 세계 유수의 영양 전문가들은 여기에서 언급한 과일과 평범하고 맛 좋은 다른 과일 속에서 온갖 효능을 발견해냈다. 그런 발견 중 일부는 건강 '뉴스'에 대한 미국인들의 강박에 합류해온 사람들에게는 그저 자명해 보이는 것들이다. 즉 과일에는 바람직한 비타민(C와 E)이 다량 함유돼 있고, 각종 미량영양소(엽산, 셀레늄, 베타카로틴), 그리고 내가 감량한 체중을 유지하는 데 절대 핵심 역할을 하는 성분으로 간주하고 있다는 것을 이제는 여러분도 알고 있을 섬유질을 다량 함유하고 있다는 점이다.

하지만 그 외의 발견은 우리가 매일 먹는 흔한 과일들의 전혀 새로운 측면을 드러내 보인다. 몇 분쯤 여유를 내어 이에 대해 생각해보는 것도 가치 있는 일일 것이다.

사과와 딸기류에는 피토케미컬^{phytochemical}이라 불리는 일종의 천연 분자가 풍부하게 함유돼 있다. 인체에서 이들 분자는 신진대사의 특정 단계에 관여한다. 일부는 특정 과정을 막고, 다른 분자들은 그 과정의 속도를 높이는 식이다. 체중감량이라는 우리의 목표와 관련해 가장 중요한 피토케미컬은 안토시아닌류^{類, anthocyanins}로, 이는 주로 색색의 과일과 채소의 껍질 속에 포진

돼 있다.

안토시아닌류는 케르세틴quercetin이나 엘라기타닌류ellagitannins 같은 다른 피토케미컬과 함께 강력한 천연 소염제 역할을 하는 것으로 보인다. 그보다 더 중요한 사실은, 그것들이 나쁜 콜레스테롤을 밀어내고 콜레스테롤이 심장과 동맥에 가하는 나쁜 영향을 억제하는 것으로 보인다는 점이다. 실제로, 딸기류 섭취량을 계속해 늘리는 일단의 사람들을 추적한 결과 그들의 심근경색 위험도가 정말로 하향곡선을 그리는 것이 관찰되었다. 또 사과와 딸기류를 막 소화시킨 사람의 혈액 샘플을 채취해보면, 그가 전보다 나은 혈당 통제력을 보인다는 것이 확인된다. 내장 기억의 또 다른 사례인 셈이다.

노화의 심미적 영향에 관심 있는 독자를 위해 또 하나 언급하고 싶은 것은, 이 분자들이 피부에 발휘하는 긍정적인 효과 역시 그에 대한 철저한 연구가 현재 진행 중이라는 사실이다. 게다가 이런 분자들은 굳이 비벌리힐스 의사들이 선전하는 항노화 화장품이나 보조제 형태로 구입할 필요가 없다. 피토케미컬을 얻는 가장 좋은 방법은 그것을 먹는 것이기 때문이다!

하지만 제중삼량에는 이런 과일이 어떤 효능을 발휘할까? 칼로리가 낮다거나 섬유질 함량이 높다는 것은 자명한 사실이지만, 혹시 체중감량에 효과가 좋은, 다른 음식에는 없는 특별한 무언가가 이런 과일 속에 존재하는 것은 아닐까?

영양학자 바바라 롤스Barbara Rolls는 몇 년 전 정확히 이 질문을 염두에 두고 한 가지 실험을 진행했다. 그녀는 5주에 걸쳐 환자 58명에게 각기 열량이 125칼로리로 동일한 세 가지 종류의 '식전 음식'을 제공했다. 한 그룹은 사과를 껍질째 먹었고, 다른 그룹은 사과 소스를, 또 다른 그룹은 '섬유질이 첨가된' 사과 주스를 마셨다(대조 그룹에 속한 이들은 식전 음식을 먹지 않았다).

15분 뒤에 이들은, 각자 원하는 대로 양껏 식사해도 좋다는 허락을 받았다.

결과는 놀라웠다. 사과를 통째로 먹은 사람들은 나머지 그룹보다 일반적으로 15퍼센트씩 덜 먹는 경향을 보였다. 그들은 또한 포만감도 더 오래 느꼈다. 이를 확인한 롤스는 내가 때때로 지인들에게 장광설을 늘어놓는 주제에 대해 다음과 같은 최종 판결을 내렸다. 논문체로 기술된 그녀의 판결문을 그대로 가져와보자. "껍질째 먹는 사과는 사과 소스나 사과 주스보다 포만감을 전반적으로 증대시킨다. 자연 생성량 수준으로 첨가한 섬유질조차 포만감을 증대시키지는 못한다. 이 같은 결과는 '고형 과일이 과일 퓌레나 주스보다 더 큰 포만감을 유도하며, 식전에 과일을 먹는 것은 에너지 섭취량을 줄일 수 있다는 것을 보여준다'."

내가 했던 얘기 그대로다, 그렇지 않은가!

피토케미컬이 체중감량을 수월하게 만들어줄 수 있는 또 다른 놀라운 메커니즘은 미생물, 더 정확히 말해 우리 내장 속의 박테리아, 즉 요구르트나 활생균probiotics 음료 광고에서 귀에 딱지가 앉도록 들어온 우호적인 박테리아들과 관련이 있다. 이런 박테리아는 으레 장내 미생물이라 불리는데, 이들이 균형을 이루면 에너지 저장률 대 에너지 소비율이 안정화돼 체중이 증가하는 것을 막아준다. 그러나 살이 찌면 이 균형이 무너지고, 지방이 더 쉽게 축적되는 조건이 만들어진다. 바로 이 균형을 회복시키는 데 사과와 딸기류에 포함된 종류의 피토케미컬이 도움이 되는 것으로 보인다. 게다가 이들 과일은 일반 요구르트나 두유 요구르트, 비싼 값으로 팔리는 각종 활생균 음료보다 그 효과가 좋은 것으로 보이며, 열량 또한 그보다 낮은 장점이 있다. 실제로 학자들은 체중감량을 위한 미래의 박테리아 보조제는 과일 피토케미컬을 주성분으로 이용하고 여기에 약간의 요구르트를 첨가한 것이 되어야 한다고 제안하기도 했다.

하지만 나는 그렇게 만들어질 결과물을 마냥 기다리고 있지만은 않을 것이다.

이 모든 영양학적 희소식을 듣고 있자면, **FDA**와 여타 보건기구에서 제안한 대로 하루에 과일을 최소한 한두 개 섭취하는 사람을 찾기란 쉬울 듯하다. 정말 그럴까? 답은 '아니오'다. 극도의 달콤함, 극한의 속도와 극도의 편리함을 추구하는, 언제나 모든 것에 '극極, super'자가 붙는 이 미국이라는 나라에서는 그런 이들을 찾기 어렵다. 단지 전체 성인 중 약 3분의 1만이, 그리고 전체 아동의 13퍼센트만이 하루에 과일을 두 차례 먹는다. 〈도전! 팻 제로〉에서 체중을 감량하고 그 체중을 유지한 이들도 바로 그렇게 꾸준히 과일을 섭취했던 이들이었다.

사람들이 과일을 많이 먹으라는 말을 쉽게 따르지 않는 이유는 무엇일까? 무엇보다 맛, 편의성, 그리고 가격이 문제일 것이다. 슈퍼마켓에서 파는 사과는 예쁘게 생기고 아삭하기도 하지만 향미가 달리는 경우가 많다. 딸기류는 질어지고 물컹해졌는데도 값은 비쌀 때가 많아, 이 책을 같이 쓴 내 자린고비 친구는 딸기가 비싸다는 말을 입에 달고 살 정도다. 하지만 여러분은 몇 가지 사실을 알면 놀랄 것이다. 첫째, 모든 종류의 냉동 딸기류는 설탕(주스 형태를 포함해)이 첨가되지 않은 한 신선한 딸기류만큼 좋은 식품이고 게다가 값은 훨씬 저렴하다. 스무디부터 과일 샐러드에 이르는 온갖 맛 좋은 음식에 사용하기에도 더없이 간편하다. 이제 사과 얘기를 해보자. 대도시의 경우 업계에서 오래 전에 생산을 중지했던 온갖 전통 종자들을 다시 들여오는 슈퍼마켓이 점점 늘고 있다. 그런 사과는 맛이 탁월하고 설탕처럼 달기만 한 것이 아니라 진짜 사과다운 맛을 낸다. 그리고 유기농이나 현지 재배

제품으로 맛볼 수 있는 기회도 점점 더 늘고 있다. 그런 제품은 물론 가격이 더 비싸지만, 미리 이야기하건대 식단 계획을 짤 때 유기농 과일 사용 여부는 상황에 따라 선택적으로 결정이 가능한 부분이다.

유기농만 고집해야 할까, 또는 선택적으로 소비해야 할까

"유기농 식품을 사용하든 일반 재배 식품을 사용하든 균형 잡힌 식단은 똑같이 건강을 증진시킨다." 이는 유기농 식품에 관한 학계의 합의다. 내가 이를 언급하는 이유는 (a) 여러분 중 상당수가 바로 이런 이야기로 내게 반박하리라는 것을 알고 있기 때문이고, (b) 유기농 식품의 가격과 입수 가능성이 마음에 걸리기 때문이며, (c) 내 클라이언트들이 쓸데없는 공포감에서 무언가를 행하는 것을 원치 않기 때문이다. 내가 바라는 것은, 여러분이 자신의 판단력으로 합리적인 결정을 내려 자신의 몸을 스스로 재편하는 것이다.

유기농이 비유기농 제품보다 더 나은 점이 없는 식자재가 존재한다는 뜻으로 하는 말이 아니다. 여러분이 먹거리의 품질에 좀 더 확신을 기하기 위해 돈을 더 지불할 의향이 있다면, 그만한 가치가 있는 다음과 같은 식품을 선택하도록 하자.

비싸게 주고 살 가치가 있는 유기농 식품

사과/복숭아/아스파라거스/배/셀러리/시금치/체리/딸기/상추/파프리카/천도복숭아/토마토

굳이 비싸게 주고 유기농을 살 필요가 없는 식품

아보카도/키위/바나나/망고/브로콜리/양파/양배추/파파야/냉동콩/파인애플

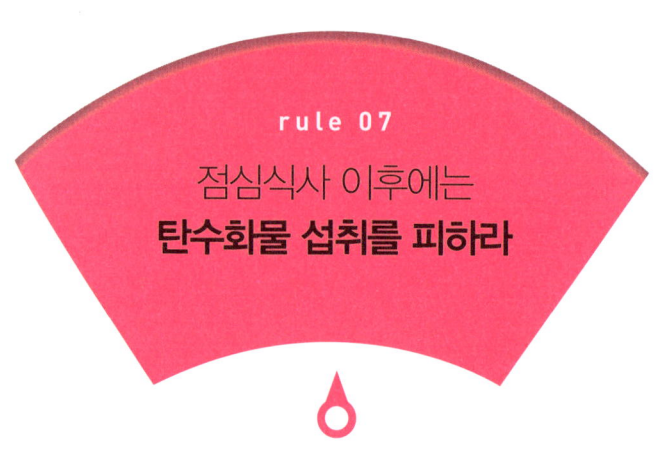

rule 07

점심식사 이후에는
탄수화물 섭취를 피하라

팻 제로 행동수칙은 스무 가지가 전부 중요하지만, 특히 이 규칙은 신체적인 장벽뿐 아니라 심리적인 장벽까지 극복해야만 지킬 수 있는 만만찮은 규칙이다. 어째서일까? 종일 일하고, 멍청한 상사나 동료들의 비위를 맞추고, 정체된 도로 한가운데서 또는 숨 막히는 지하철에서 시달릴 대로 시달린 사람이면 날이 저물 무렵에는 이에 대한 보상을 받고 싶어지기 때문이다. 또는, 그는 정말 무언가로 보상받아야 마땅할 것이다. 문제는 너무 많은 사람이 그 무언가를 단당류로부터 전분 형태의 탄수화물에 이르는, 주로 설탕에 기초한 음식으로 생각한다는 점이다.

그런 식으로 생각하는 사람들을 비난하려는 것이 아니다.

그렇게 느끼는 것이 인지상정이기 때문이다.

그러나 우리는 그런 습관적인 사고방식을 이겨내야 하고, 필요한 탄수화물은 대부분 아침에 섭취해야 하며, 오후에는 단백질과 섬유질 위주로 식사하는 등 다양한 식품을 섭취하며 생활해야 한다. 다시 한 번 말하지만, 점심 식사 이후에는 다량의 단백질과 섬유질 섭취를 목표로 삼아야 한다. 탄수화물은 전혀 먹지 않거나 먹더라도 극소량이 함유된 음식, 섬유질 함량이 대단히 높아 탄수화물의 영향을 상쇄시킬 만한 음식을 먹어야 한다.

'팻 제로 키트'를 보면 여러분은 내가 제안하는 저녁 식단이 대부분 고단백질과 고섬유질 음식으로 구성되어 있다는 점을 알게 될 것이다. 이를 참조해 여러분의 저녁 식사 레퍼토리를 폭넓게 구성해보라. 나는 탄수화물이 들어 있지 않은 훌륭한 간식거리도 곧 소개할 것이다. 하지만 여기에서는 먼저 점심 이후에 탄수화물을 섭취해서는 안되는 이유부터 따져보자. 늦은 시간에 탄수화물을 먹으면 무슨 일이 생길까?

탄수화물은 설탕의 일종이고, 설탕은 췌장에 인슐린을 생성하라는 신호를 보내며, 이렇게 만들어진 인슐린은 다시 허기를 자극한다. 늦은 시간에 설탕을 섭취하면 밤늦게 식탐을 느낄 가능성도 그만큼 커진다. 한밤중의 식탐은 그리 부럽지 않은 일이다!

설탕 대사에 관한 최근의 연구는 바로 이 기본적인 통찰에 근거를 두고 이루어졌다. 이 연구에서 탄생한 유행어 중 하나가 바로 '인슐린 급상승insulin excursions'이다. 인체가 하루 동안 몇 차례나 췌장에 인슐린 분비 신호를 보내느냐는 설탕을 얼마나 많이 섭취하느냐만큼 중요한 요인인 것으로 드러났다. 매번 일어나는 '급상승'은 세포를 연이어 강타하는 망치와 같다. 오늘날의 당뇨병 전문가들이 탄수화물 섭취 횟수, 특히 저녁 시간에 섭취하는 횟수를 제한하라고 권고하는 것도 놀라운 일이 아니다. 게다가 인슐린은 위장에 신호를 보내 공복 호르몬을 분비시키는데, 이렇게 되면 여러분은 놀라울 만치 강력한 생리학적인 반응을 보이게 된다.

내 말을 믿어라. 이에 대해 기존의 방식대로 맞서려 한다면 그 싸움에서 이기기란 결코 불가능할 것이다.

하지만 그 싸움에 전략적으로 임해 체중감량을 유리하게 만들 방법은 존재한다. 다음은 이를 위해 따라야 할 두 가지 지침이다.

- 섬유질과 단백질 식품, 채소, 신선한 과일(말린 과일은 안된다)로 간식을 대신하라.
- 저녁에는 기름기 없는 음식과 녹색채소를 먹어라.

다시 한 번 읽어보라. 메모지에 적어 아예 냉장고 문에 붙여놓자.

이 규칙에 따라 생활한다면 여러분은 날씬해지지 않을 수가 없을 것이다.

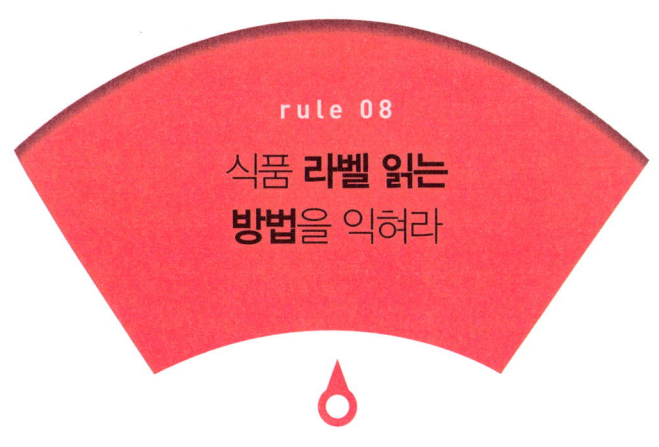

rule 08

식품 **라벨 읽는** **방법**을 익혀라

잔소리꾼 이모나 대학 보건교사가 할 만한 이야기로 들릴 수 있는 규칙이다. 하지만 꾹 참고 들어보라. 라벨 읽는 방법은 반드시 익혀야 한다. 그래야만 자신이 먹는 음식, 자신의 다이어트, 자기 몸, 그리고 자신의 삶에 대한 통제력을 되찾을 수 있기 때문이다. 나는 물론이요, 수많은 내 클라이언트들과 〈도전! 팻 제로〉 출연자들도 그 효과를 보았다. 믿어보라. 여러분에게도 효과가 있을 것이다.

이 사실부터 짚고 넘어가자. 여러분이 처한 상황에서 예외가 아니라면, 십중팔구 식품에 관한 잘못된 정보에 휘둘리고 있을 것이다. 또는 혼란에 빠져 있을 것이다. 또는 모든 정보에 눈감는 식으로 대처할는지도 모른다. 여러분만 그런 것이 아니다. 우리가 통상적으로 사용하는 식품에 기재된 라벨을 읽고 설명해보라고 하면, 기초적인 것도 해독해내지 못하는 소비자들이 허다하다. 그럴 수밖에 없다. 요즘의 영양정보 라벨은 헷갈리기 쉽게 기재된 경우가 많다. 너무 빽빽하고, 별로 중요치 않은 주장이나 상세 정보로 채워져 있으며, 때로는 포장에서 라벨을 찾는 것 자체가 거의 불가능할 때도 있다. 무엇보다 나를 가장 화나게 하는 것은 1회 제공 양을 어이없을 정도로 적게 산정해놓은 라벨이다. 그런 라벨만 보면 분통이 터진다.

이번 수칙 이행에 앞서, 일단 가장 중요한 질문부터 던져보자. 라벨을 읽는 것이 정말 효과가 있을까? 우리의 건강을 향상시키고 허리둘레를 줄여줄까?

광범한 평가를 거쳐 지난 2008년에 발표한 연구에서, 미국 경제연구소U.S. Economic Research Service가 던졌던 질문도 이와 동일했다. 답은 이견의 여지없는 '그렇다'였다. 라벨을 읽는 사람들은 라벨을 읽지 않는 사람들에 비해 섬유질, 그 외 심장 건강과 체중감량에 없어서는 안될 필수 영양소 13종을 한결같이 더 많이 섭취하는 경향을 보였다. 심장에 문제가 있는 남녀 3700여 명을 대상으로 진행한 또 다른 연구는 '식품 라벨을 읽는 사람들은 라벨을 읽지 않는 사람들보다 열량, 포화지방, 탄수화물, 설탕은 덜 섭취하고 섬유질은 더 많이 섭취'한다는 것을 밝혀냈다.

'열량은 덜 섭취한다.' 이것이야말로 우리가 원하는 것이다!

그리고 인용한 연구 결과를 보라. 전부 내가 여태껏 해온 이야기를 그대로 반복하는 내용이 아닌가!

잠시 흥분한 점 양해 바란다. 하지만 장을 볼 때 라벨을 활용하는 것이 점점 수월해지고 있는 것은 사실이다. 완벽하다고는 못해도 훨씬 나아졌다. 이런 개선이 가능해진 이유 중 하나는, 정부가 이제는 식품 라벨 작성에 정확을 기할 것을 의무화하고 있기 때문이다. 그보다 더 중요한 또 다른 이유는 소비자들, 바로 여러분이 그것을 요구하고 있어서다.

이제 라벨을 읽을 때 체크해야 하는 최소한의 기본 항목에 대해 이야기해보자. 여러분이 이 정보를 부지런히 머릿속에 저장하면, 몸을 날렵하게 만들어주고 날씬해진 몸을 유지할 수 있게 해줄 올바른 식품을 구입할 가능성도 더 커질 것이다. 가공도가 높은 식품일수록 눈 딱 감고 피해야 한다는 주문을 기억하자. 보이콧을 한다는 생각으로 그렇게 하는 것이다. 아마도 유일하게 예외로 삼을 수 있는 식품은 그나마 최소한도로 가공된 냉동과일과 냉동채소일 것이다. 다행히 여러분은 이를 먹을 때 정량에는 그다지 주의를 기울이지 않아도 된다. 왜냐하면 특별한 경우가 아닌 한 이는 원하는 대로 많이 먹어도 되는 음식이기 때문이다.

나도 안다. 여러분은 이런 얘기가 나오길 오래 전부터 기다리고 있었을 것이다. 얼린 시금치 한 봉지 전체를 1인분으로 쳐도 괜찮다는 이야기 말이다!

아무튼 이제 여러분에게 행군명령을 내리겠다. 다음은 제군들이 식품 라벨에서 눈여겨보아야 할 정보다.

1회 제공량 이 정보는 라벨의 꼭대기에 적혀 있으며, 종종 다른 정보보다크고 굵은 글씨로 기재된다. 이것만큼은 자동으로 살피는 습관을 들이자. 재미있게 할 수 있는 방법도 있다. 남편, 아내, 애인과 함께 '1회 제공량 맞추기' 게임을 하는 것이다. 육류 코너, 냉동식품 코너, 통조림 코너 등 슈퍼마켓 각 코너에서 제품을 고른다. 그리고 스마트폰을 이용해 그 제품에 관한 재미있는 사실을 검색해보는 것이다. 여러분은 알게 될 것이다. 그렇다, 여러분은 알게 될 것이다. 언뜻 저칼로리 식품으로 보였던 것이 사실은 1회 제공량이 1큰술로 책정된 식품에 불과했다는 것을 말이다!

총 제공량 이는 여전히 가장 쉽게 지나치기 쉬운 라벨 정보다. 내 클라이언트들이나 〈도전! 팻 제로〉 참가자들이 엄청난 저칼로리 식품을 발견했다며 나를 찾아왔는데, 정작 그가 250칼로리라고 생각했던 것이 실은 500칼로리라는 것을 내가 지적하는 상황이 지금껏 대체 몇 차례나 반복되었는지 모른다. 왜냐하면 누구나가 1인분이라 생각할 양의 절반만 먹으면서 버틸 수 있는 사람은 없기 때문이다! 그들은 실망했겠지만, 그렇게라도 진상을 알아야만 체중을 감량하는 데 도움이 된다.

칼로리 위에 언급한 두 가지 정보를 확인했다면, 그 식품에 대한 최종 선택은 바로 이 정보에서 갈리게 될 것이다. 라벨에 적힌 1인분 열량이 350칼로리인데, 그 제품이 예를 들어 두 입이면 다 먹을 수 있는 조그만 단백질 바bar라면 망설임 없이 도로 내려놓아야 한다. 이는 열량 밀도가 높은 음식임을 드러내는 첫 번째 신호다. 절대 방심해서는 안될 부분이다.

단백질 하루 단백질 요구량을 채워야 한다는 점을 생각했을 때, 단백질 함량은 라벨에서 가장 유심히 살펴야 할 요소 가운데 하나다. 어떤 제품에 단백질 함량이 낮게 표시되어 있고, 여러분은 필수 단백질 요구량을 채워줄 무언가를 찾는 중이라면, 그 식품은 그만 내려놓는 게 좋다.

설탕 설탕이라고 썼지만 여러분은 꿀에서 아가베 시럽, 액상과당에 이르는 모든 종류의 당분에 주의를 기울여야 한다. 그런 것이 라벨에 기재된 첫 다섯 가지 성분에 포함돼 있으면 그 제품은 당장 내려놓고 다른 것을 골라 보는 것이 좋을 것이다.

나트륨 나트륨은 우리 식단에 반드시 들어 있어야 하는 성분이다(수칙 16 참조). 그러나 그 양이 너무 많아서는 안된다. 불행히도 많은 음식이 (포장 식품 대부분을 포함해) 나트륨을 지나칠 정도로 함유하고 있다. 미국인들은 평균적으로 하루 3300밀리그램의 소금을 섭취한다. 건강한 성인을 위한 권장 한도는 2400밀리그램이다. 그러나 나는 2000밀리그램 이하로 섭취하라고 권하고 싶다.

지방 여태껏 들어왔던 이야기는 모두 잊어라. 지방은 나쁜 것이 아니다. 소금처럼 우리 몸에 필요한 성분이다. 여러분이 생활을 영위하기 위한 에너지를 유지하려면 하루 섭취 열량 중 25~35퍼센트는 지방으로 섭취하는 것이 중요하다. '총 제공량'이 적힌 근처를 살피면 1회 제공분당 '지방 열량' 정보를 찾을 수 있을 것이다. 다시 한 번 말하지만, 포장 안에 담긴 제품을 한 번에 먹을 생각이라면 포장당 총 제공량을 다시 확인해 여기에 지방 함량을 곱해보라. 트레일 믹스trail mix 한 봉지를 다 먹으면 일일 지방 할당량의 몇 배를 섭취하게 되는지를 알게 될 것이다. 라벨은 또한 1회 제공량이 낼 수 있는 총열량에서 지방 열량이 차지하는 퍼센티지도 알려준다. 그 수치가 20퍼센트를 넘으면 제품을 내려놓자. 또 지방이라고 해서 다 같은 지방은 아니라는 점을 명심하자. 성분 항목을 체크해 과연 어떤 종류의 지방이 함유되어 있는지 확인하자. 함유된 지방이 포화지방, 예컨대 라드lard, 버터, 기름, 수이트suet라면 이 내역은 성분표에 표기돼 있을 것이다. 그런 성분이 기재된 제품은 사지 말자. 식물에서 추출한 불포화지방, 즉 올리브 오일, 카놀라 오일이 함유된 식품을 찾아라. 체중감량을 원하는 사람들 대부분에게 적합한 일일 지방 할당량은 약 500칼로리다. 그 수치를 염두에 두고 사용할 수 있는 기름의 양은 약 5큰술이 될 것이다.

트랜스지방 산업식품이 낳은 악마의 알인 트랜스지방은 케이크, 도넛, 쿠키, 기타 제빵류 같은 간편 식품에 사용되는, 근본적으로 고도로 포화된 염증 유발 분자다. 자판기 판매 식품이 몇 해가 지나도 신선함을 유지할 수 있는 것 역시 트랜스지방의 위력 탓이다. 그런 물질을 정말 몸속에 들이고 싶은가? 유감스럽게도 트랜스지방을 2분의 1그램 미만으로 함유한 식품은 트랜스지방에 관한 정보를 식품 라벨에 게재할 의무를 지지 않는다. 가공식품을 많이 먹으면 그렇게 숨겨진 트랜스지방이 체내에 쌓이게 되는 것이다. 가공식품을 멀리하고 식자재를 구입해 직접 요리해 먹어야 하는 또 다른 중요한 이유가 바로 여기에 있다.

탄수화물 앞에서도 이야기했듯이, 탄수화물은 정백 여부에 따라 좋은 탄수화물과 나쁜 탄수화물로 나뉜다. 성분 항목을 체크해 해당 제품에 함유된 탄수화물이 어떤 원천으로부터 나왔는지를 확인하자. '밀가루'인가? 그럼 그 제품은 자격미달이다. '100퍼센트 통밀로 만든 밀가루'인가? 그럼 합격이다. 감자녹말은? 글쎄. 옥수수가루는? 안된다. 특히 그런 성분이 성분표 맨 앞에 등장하는 다섯 가지에 속해 있다면 그 제품은 포기해야 한다. 파로와 보리는? 괜찮다. 한동안 이 지침을 성실히 따르다 보면, 마침내는 여러분만의 좋은 탄수화물 식품 목록이 완성돼 장을 볼 때 의사결정하는 속도를 높일 수 있을 것이다.

섬유질 우리는 하루에 30~50그램의 섬유질을 섭취해야 한다는 점을 기억하자. 이 수치에 주의를 기울이면 여러분은 어떤 식품이 얼마나 고도로 가공된 식품인지 판단할 수 있을 것이다. 또 어떤 식품이 얼마나 오랫동안 위장에 머물 것인지도 짐작할 수 있게 된다. 성분 항목을 체크해 섬유질의 원천이 무엇인지, 즉 첨가된 것인지(사과 섬유질이나 겨를 첨가한 것이면 원칙적으로 무난하다) 또는 인공으로 합성한 것인지(이런 것은 피해야 한다)도 확인하자.

순탄수화물 함량 여기에서 다시 한 번 섬유질이 제 존재감을 드러낸다. 순탄수화물이란 한마디로 소화되는 탄수화물, 즉 체중증가의 원인이 되는 탄수화물이다. 이 수치는 총 탄수화물 함유량에서 섬유질 그램 수를 뺀 값으로 기재된다. 통밀빵 한 조각에는 탄수화물이 총 25그램 들어 있을 수 있지만, 섬유질 10그램을 빼면 순탄수화물은 15그램에 그치게 된다. 내가 여러분이라면 탄수화물 섭취량을 가능한 한 줄이려고 할 것이다. 이 말인즉슨, 성분표를 체크해 탄수화물의 원천이 무엇인지를 반드시 확인하라는 것이다. 탄수화물이 정백된 곡물에서 나온 것이면 그 제품은 사지 말자. 탄수화물이 전부 통곡물, 채소, 통째의 과일에서 나온 제품은 사도 좋다. 탄수화물의 원천이 '밀가루'인데 거기에 설탕이나 기타 발음하기도 어려운 이상한 성분이 첨가돼 있다면, 이 역시 당장 내려놓아야 한다.

성분표 보통 라벨의 맨 밑에 깨알 같은 글씨로 적혀 있는 이 항목은 해당 제품을 만들 때 투입된 전체 원료 내역을 알려준다. 라벨의 꼭대기에 적힌 내용이 가령 지방이 얼마나 많이 함유되었는지에 관한 정보였다면, 이 항목은 그 지방이 과연 어떤 종류의 지방인지를 알려주는 것이다. 설탕 역시 마찬가지다. 무수한 종류의 설탕 중에서 과연 무엇이 식품에 함유돼 있을는지는 모를 일이다. 성분표를 활용하는 가장 직관적이고 단순한 방법은 표 안에 적힌 내역이 많을수록 그 식품에는 감점을 주는 것이다. 어째서일까? 일단, 그렇게 많은 성분이 포함되었다는 것은 그 식품이 심각한 수준으로 가공되었으리라는 뜻, 다시 말해 대자연이 인간의 양식으로 의도치 않은 화학물질을 다량 포함하고 있으리라는 뜻이기 때문이다. 둘째, 그런 식품은 칼로리가 높고 섬유질 함량이 낮다. 요약하면 이렇다. 그 종류가 무엇이든 감미료나 정제된 밀가루(잊지 말자. 밀가루는 항상 통밀로 만든 밀가루여야 한다)가 어떤 제품의 첫 다섯 가지 성분 내역에 포함돼 있다면, 쇼핑카트를 힘차게 밀며 그곳을 떠나자.

화학물질 우리가 사는 세계는 안정제^{stabilizer}, 방부제, 식용색소 같은 물질이 점령한 세계로, 이를 완전히 피해 산다는 것은 실현 가능성이 없는 일이다(단, 여러분이 갑부이거나 까다로운 기인이라면, 또는 갑부인 동시에 까다로운 기인이라면 가능할 수도 있다). 하지만 다이어트 식품이나 '라이트' 식품에도 종종 함유되는 몇 가지 악명 높은 물질의 경우, 그 판별방법만 익히면 모르고 섭취하는 일을 피할 수 있다.

식용색소 식용색소가 건강에 어떤 영향을 미치는지는 여전히 불확실한 것이 사실이지만, 라벨에 식용색소 함량이 눈에 띌 만한 수치로 표시돼 있다는 것은 여러분의 손에 들린 식품이 거의 위조에 가깝다는 뜻이다. 가짜 식품을 먹고 싶은가? 절대 아닐 것이다!

아스파탐 인공감미료와 다양한 신경학적 증상 사이에 연관성이 있는지 여부에 대해서는 아직 단언하기 어렵다. 그러나 개인적으로 나는 이 물질을 좋아하지 않는다. 특히 제일 처음에 등장하는 다섯 가지 성분 내역에 이 물질이 포함된 경우에는 더욱 그렇다. 어째서냐고? 왜냐하면 아스파탐은 액상 과당$^{high\ fructose\ corn\ syrup}$이나 다량의 소금처럼 설탕이나 지방, 나쁜 탄수화물을 갈구하도록 우리를 길들이는 '과도한 향미^{hyperflavors}'와 왜곡된 입맛의 세계 속에 우리를 포박시키는 물질이기 때문이다.

폴리소베이트 60$^{Polysorbate\ 60}$ 세계적인 테크놀로지 잡지 〈와이어드^{Wired}〉는 폴리소베이트의 주된 용도를 다음과 같이 기술했다. "세제나 유화제^{乳化劑}로 쓰이며, 폴리소베이트 60의 경우에는 섹스 윤활제의 주요 성분으로 활용된다." 바로 그렇다. 입에 대는 일이 없도록 하자.

올레스트라^{Olestra} 올레스트라가 함유된 제품에는 이런 라벨이 붙어 있다. "올레스트라는 복부 경련과 활변^{滑便}을 유발할 수 있습니다. 올레스트라는 일부 비타민 및 기타 영양소의 흡수를 저해합니다. 비타민 A, D, E, K를 추가로 첨가했습니다." 올레스트라는 또한 설사와 항문누출을 야기할 수도 있다. 쉽게 봐서는 안될 물질이다!

MSG 다른 말로 글루탐산모노나트륨$^{monosodium\ glutamate}$이라고도 하는 이 물질은 많은 종류의 중국음식에 함유돼 있다. 그러나 포장 식품도 종종 이 물질을 다량 함유한 채 출시돼 소금에 굶주린 혀의 미뢰를 키우는 데 한몫 하는 경우가 많다. **MSG**는 많은 사람에게 두통, 천식, 구토, 호흡곤란, 흉부압박감 같은 알레르기 반응을 일으킨다. 만약 임신 중이라면 **MSG**가 들어간 식

품은 절대 피하도록 하자.[1] [2]

'1일 권장량 대비 백분율(%)' 항목 이 백분율은 FDA에서 상정한 일일 영양 표준을 기준으로 계산된다. 해당 식품의 1회 제공량이 각 영양성분(칼슘, 나트륨, 비타민 C, 기타 등등) 권장량을 얼마나 충족시키는지 확인하자. 쉽게 적용할 수 있는 방법 하나는 1일 권장량 대비 백분율이 5퍼센트 미만이면 그 식품은 영양학적으로 그리 도움이 되지 않는다고 보는 것이다. 어떤 영양소의 1일 권장량 기준 20퍼센트 이상이 함유된 식품이라면 그 제품은 다시 매대에 올려놓자. 20퍼센트 이상은 너무 많다. 이 정보가 짜증나도록 작은 글씨로 적혀 있더라도(게다가 하루 2000칼로리 식단 기준으로 계산된 수치이기 때문에 여러분은 기준을 달리해 계산을 다시 해야 한다), 이 항목은 앞에서 설명한 기초 지식을 마스터했다는 조건에서 대단히 큰 도움이 될 수 있는 정보다.

1/ 라벨에서 MSG 함유 내역을 찾아내는 것이 어려울 수도 있다. MSG를 가리키는 별칭이 대단히 여러 가지이기 때문이다. 각종 글루탐산염free glutamate, (종류 무관한) 가수분해단백질hydrolyzed protein, 자기분해 이스트autolyzed yeast, 이스트 추출물, 카세인염caseinate, 그리고 '천연 또는 인공조미료'가 그 예다.

2/ MSG는 또한 '추잉검, 음료수, 일반의약품(특히 아동용 의약품)을 제조할 때 영양 성분을 결합하고 채우는 용도로 쓰이며, 처방의약품, 병원용 정맥주사액, 닭에 주사하는 매독 백신에 함유된다.' 올레스트라와 마찬가지로, 왜 굳이 이런 물질을 먹으려고 하는가?

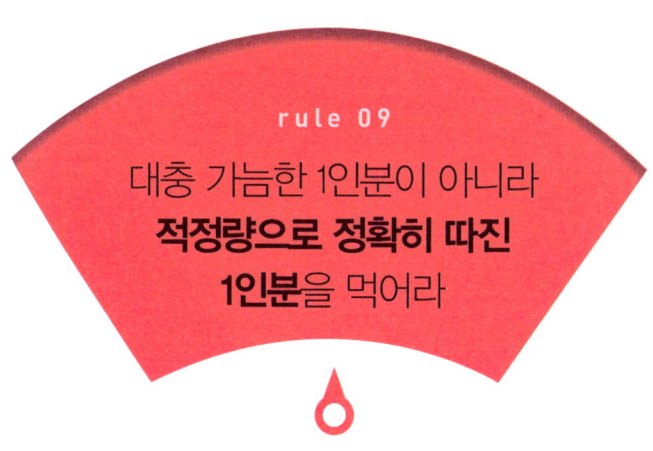

대충 가늠한 1인분이 아니라
적정량으로 정확히 따진
1인분을 먹어라

1인분 사이즈에 대한 미국인들의 생각은 얼마나 왜곡돼 있을까? 비만에 관해 책을 쓴 지인이 들려준 이야기다. 로스앤젤레스의 한 대형 병원에서 비만 아동과 그 부모를 위한 프로그램을 진행했다. 참가자들은 일주일에 한 번씩 병원의 널찍한 회의실에 모여 운동에서부터 음식 준비에 이르기까지 다양한 주제를 놓고 이야기를 나눴다. 세션 진행자는 우리가 통상 먹는 식품을 테이블에 늘어놓고 아동들에게 스스로 1인분이라고 생각하는 양을 보여달라고 지시했다. 테이블 위에 놓은 음식 중 하나는 큼직한 패밀리 사이즈 감자칩 한 봉지였는데, 이는 틀림없이 대가족의 야외 나들이에서나 먹음 직한 분량이었다. 한 어린 소녀가 이 감자칩에서 어느 정도가 1인분이겠느냐는 질문을 받았다. "너무 쉬운데요." 소녀는 그렇게 말하고 테이블로 걸어가 과자봉지를 통째로 집어들고는 자기 자리로 돌아와 앉았다. "저는 바로 이만큼 먹어요!"

어떻게 이런 일이 벌어졌을까? 그 원인 중 많은 부분은 수칙 13에서 언급할 값싼 식품과 고지방 음식의 대두에 돌려야 할 것이다. 그러나 일부 원인은 이른바 정량 왜곡portion distortion이라는 심저의 현상에 있다. 한마디로 사람들은 대용량의 음식을 보면 바로 그 대용량의 것을, 자신이 평소에 먹는 양의 최소 세 배까지 원하게 된다. 연구에 따르면 이 같은 경향은 미국의 일반 가정에도 만연해, 평범한 가정식의 1인분 용량이 지난 20년에 걸쳐 20~30퍼센트 더 증대되었다고 한다. 놀랍게도 대용량에 대한 이런 갈망은 오래된 팝콘처럼 맛이 없을 것이 분명한 음식에 대해서도 발현되는 것으로 드러났다. 바로 이 같은 욕망이 여러분의 섭식생활에 강력한 힘으로 작용하는 것이다. 어떻게 이와 싸워 이길 수 있을까?

한 가지 확실한 방법은 자신이 먹을 음식을 직접 조리하는 것이다(규칙 15 참조). 하지만 여기에서는 일단 내가 쓰는 가장 기초적인 테크닉 두 가지를 먼저 소개하겠다. 이 방법은 내게 효과가 있었고, 내 클라이언트들도 효과를 봤고, 〈도전! 팻 제로〉에서 내 팀에 속했던 멤버들 역시 마찬가지였다.

technic #1 강제 용량 통제 Forced Portion Control

'강제 용량 통제'라고 하면 폭식증 같은 부자연스런 다이어트가 떠오를 수도 있지만, 걱정하지 마시라! 그와는 전혀 무관하다. 강제 용량 통제라는 표현을 써서 내가 하고 싶은 말은 언제든 정량의 식사를 하도록 음식을 미리 구입해 조리해서 준비해두어야 한다는 것이다(1인분 용량으로 통제된 건강한 식품 목록을 아래에 기술해놓았다). 그러니 "어쩜 좋아요, 오후에 갑자기 허기는 밀려오고 냉장고에는 아이스크림 한 통밖에 없어서 그걸 다 먹고 말았어요"라는 변명은 더 이상 통하지 않는다. 이 책을 다 읽을 무렵이면 여러분은 맛 좋고 신선하며 칼로리는 낮은 음식을 1인분 적정량으로 항상 준비해놓게 될 것이다. 여러분이 좋아하는 음식들로 말이다. 단, 합리적인 용량으로….

핵심 요점: 여러분이 판단하기에 적정 용량이 확실한 분량으로 나눠, 또는 미리 작은 봉지나 1인분용 그릇에 담아놓는 식으로 음식을 부엌에 양껏 준비해놓고, 배가 고플 때는 언제든 적정량의 음식을 찾아 먹을 수 있게 하자.

내가 선호하는 강제 용량 통제된 음식

- 플레인 그리스 요구르트, 약 170그램짜리 용기에 담은 것 하나.
- 저지방 치즈 스틱, 낱개로 하나.
- '홀리 과카몰리Wholly Guacamole (과카몰리는 아보카도를 으깬 것에 양파, 토마토, 고추 등을 섞어 만든 멕시코 요리로, 홀리 과카몰리는 브랜드 이름이다)' 1인분, 또는 생아몬드를 넣은 과카몰리 약 57그램을 봉지에 담은 것 하나.
- 신선한 과일 충분히 많이. 단, 수박 한 통을 통째로 먹는 것은 안된다.
- 피넛버터, 1큰술 분량으로 포장된 것 하나.
- 완숙한 달걀, 낱개로 하나.

technic #2 하퍼사이징Harpersizing

두 번째 방법은 몇몇 사람들이 내 이름을 따서 '하퍼사이징'이라고 일컬어온 방법이다. 뱃속을 든든히 채워주는, 섬유질 함량은 높고 열량은 낮은 음식을 활용하는 것이 바로 하퍼사이징이다. 그런 음식에 관한 한 우리는 1인분 용량을 전혀 달리 생각해볼 수 있다. 사실, 채소나 대부분의 과일(실컷 먹기에 가장 좋은 과일에 관한 정보는 149~150페이지를 참조하라)에 대해서는 1인분 정량을 고려하지 않아도 된다. 원하는 대로 드시라! 나는 심지어 여러분의 하퍼사이즈 저녁 식사에 큰 쟁반에 담긴 브로콜리 요리를 통째로 포함시켜도 된다고 했다는 억지비난을 듣기도 했다.

　우리들 중에 브로콜리를 가장 좋아하는 사람에게도 이는 터무니없는 식단일 것이다. 그러나 이것은 고려해보자. 만약 여러분이 약 230그램의 생선 요리를 푸짐하게 담은 브로콜리와 함께 먹는다면, 그리고 거기에 반 컵 분량의 현미와 사과 하나를 넣은 그리스 요구르트를 곁들인다면, 여러분은 다량의 섬유질과 엄청난 양의 단백질을 함유한, 그러나 지방과 설탕은 전혀 들어 있지 않은 590칼로리의 식사를 하게 될 것이다. 그리고 포만감을 느낄 것이다. 실로 엄청난 양을 먹었으니 말이다!(만약 하루에 1800칼로리를 섭취하는 다이어트 프로그램을 따르고 있다면, 그런 포식을 같은 날 두 번 더 할 수 있다!)

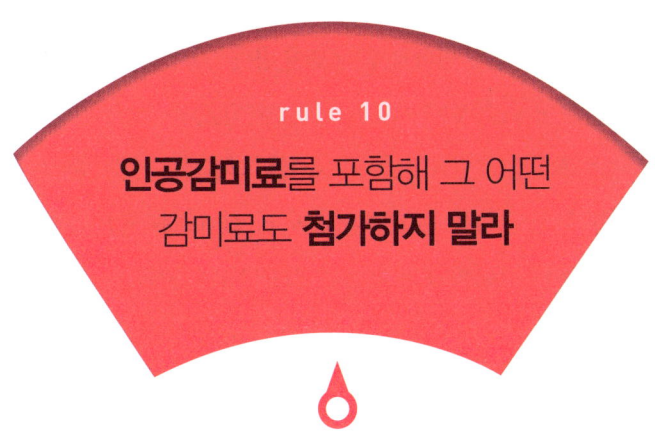

인공감미료를 포함해 그 어떤 감미료도 첨가하지 말라

우리 인간은 단맛을 찾도록 만들어진 존재다. 이는 강력하고 근본적인 성향이다. 심지어 우리는 단맛에 특화된 미뢰까지 갖추고 있다. 한번 생각해보자. 진화론적인 관점으로 짐작건대, 딸기와 야생과일에 들어 있던 단맛은 그것이 안전하고 먹을 수 있는 음식이며 많은 열량을 담고 있음을 나타내는 신호였을 것이다. 온종일 걷고 달려야 했을 혈거인들에게 열량 함량이 높은 식품은 꼭 섭취해야 할 식량이었다.

그러나 우리 현대인들은 종일 뜀박질하며 살지 않는다.

바로 그래서 나는, 여러분이 모든 형태의 첨가 감미료를 멀리하기를 바라는 것이다. 그렇다. 내 말은, 빵에 포함된 감미료, 냉동과일에 ('과실 농축물' 형태로) 들어 있는 감미료, 우리가 별생각 없이 집어드는 모든 포장식품에 함유된 감미료까지 전부 피해야 한다는 것이다. 우리에게는 '그냥 조금만 맛보고 내려놓을' 수 있는 생리학적인 갑옷이 존재하지 않는다. 우리의 혀에는 단맛을 거부하는 미뢰가 없다(쓴맛을 느끼는 미뢰는 있지만, 이는 종종 단맛 미뢰와 협조적으로 활동한다). 내 바람은 여러분이 과도한 단맛의 세계에서 완전히 빠져나오는 것이다. 이 프로그램의 막바지에 이르면 여러분은 과도한 단맛에 대한 심리적인 갈구를 느끼지 않게 될 것이다.

감미료를 포기하는 것이 체중감량에는 얼마나 큰 영향을 미칠까? 설탕은 기껏해야 그램당 4칼로리밖에 나가지 않는데 말이다. 내가 완전한 배제를 주장하지 않았던 지방은 오히려 그램당 9칼로리의 열량을 낸다. 이는 무슨 뜻일까?

요약하면 이렇다. 설탕 4칼로리는 한번 몸에 들어가면 지방보다 훨씬 강력한 체중증가 효과를 발휘한다. 여러분은 이미 고지방 치즈, 붉은 고기 또는 베이컨을 마구 먹어치워서는 안된다는 것을 알고 있다. 설탕도 그런 식품과 같은 식으로, 드물게만 먹을 수 있는 일종의 특식처럼 생각하는 방법을 배워야 한다. 이는 의학·영양학계의 대표기관들이 설탕 칼로리에 대한 견해를 대폭 수정했던 것과 같은 선상의 이야기다. 오랫동안 미국심장학회 American Heart Association는 '설탕은 지방만큼 파괴적이다'는 이론에 대항해 필사적으로 싸워왔다. 그들이 갖고 있던, 그리고 정부와 손잡고 전도에 앞장섰던 신앙은 바로 '저지방'이라는 복음이었다.

그러나 비만 유병률이 상황을 반전시켰다. 현재 미국 인구의 60퍼센트가 과체중이며, 그중 30퍼센트는 비만이다. 2형 당뇨병 발병률 역시 급속히 치솟았다. 보건 관계자들과 몇몇 언론계의 논객들은 의문을 갖기 시작했다. 그렇게 오랫동안 저지방 식단으로 포식해왔는데, 우리는 어째서 더 뚱뚱해지고 있는 것일까?

답은 설탕에 있었다. 설탕과 액상과당 섭취량이 치솟았는데, 이는 우리가 이미 알고 있는 이유 때문만이 아니라 저지방 식품들마저 이런 성분으로 가득 차 있었기 때문이다. 그리고 곡물, 특히 정백한 곡물은 우리 몸의 체중조절 시스템에서 설탕과 아주 흡사한 역할을 한다. 설탕은 간을 자극해 지방세포를 새로 만들게 한다. 그리고 한 번 생긴 지방세포는 평생 유지된다.

이에 대한 대안으로 등장한 것 중 하나가 바로 앳킨스Atkins 다이어트였고, 이는 충분히 효과적인 방법이다. 토스트 없이 스테이크와 달걀만 먹는 또 한 번의 아침 식사를 여러분이 견딜 수 있는 한에는 말이다. 이를 견디지 못하면 결국 지방의 나라로 되돌아가게 되는 것이다. 내가 택한 방식, 그리고 일부 다른 이들도 활용하는 방식은 앳킨스 다이어트와 저지방주의 사이에 균형을 맞추는 것이다. 팻 제로 행동수칙이 주장하는 것은, 설탕 함량은 낮고 섬유질은 풍부한 과일의 체중감량 효과와 좋은 지방에서 얻을 수 있는 만족감(또는 포만감) 효과를 이용하자는 것이다. 그렇게 하면 컨디션은 더 좋아진 상태에서 체중 또한 당장부터 떨어지기 시작할 것이다. 그리고 마침내 이런 식사에 익숙해지면, 여러분은 탄산음료 없이 인간이 살아갈 수 있다는 사실을 받아들이게 될 것이다! [3]

지금까지 말한 이야기의 골자는, 곧 앞으로는 디저트 없이 살아가야 한다는 것일까? 그렇지는 않다. 수칙 20에서 나는 여러분에게 일주일에 한 끼의 포식 식단을 계획하고 이를 성공적으로 지킬 수 있는 방법을 소개할 것이다. 믿어보라. 규칙을 철저히 따르는 생활에도 케이크를 맛볼 기회는 있게

---

[3] 이와 동일한 기본적인 이유로 나는, 여러분이 아스파탐이나 스테비아 같은 인공감미료도 끊기를 바란다. 이런 감미료는 여러분을 자극해 과도한 단맛을 기대케 한다. 이 감미료의 세계에서 탈출하지 않으면, 내내 그 같은 보상을 기대하게 된다. 이는 진심으로 노력을 기울일 만한 가치가 있는 일이다.

마련이다.

★ 자신을 위한 설탕 경비병으로 활동하자

자신이 직접 첨가하는 감미료는 어떨까? 시리얼에 넣는 황설탕 한 스푼, 홍차에 떨어뜨리는 각설탕 하나쯤은 괜찮지 않을까? 무의식적으로 커피에 넣게 되는 그 작고 파란 포장의 아스파탐 한 봉지는 어떨까? 스스로 양을 조절할 수 있으니 괜찮지 않을까? 트레이너 겸 체중감량 코치로서 내가 해줄 대답은 간단하다. 안된다. 하지만 줄곧 말했듯이 나도 인정 있는 사람이다. 탄산음료에 대해 이야기하면서 그랬던 것처럼, 이 규칙에도 저강도 옵션을 제시해볼 수 있다.

인공감미료는 그만 끊어야 한다, 알겠는가? 하지만 커피나 차를 마실 때 황설탕 한 스푼이나 각설탕 하나를 넣는 것만은 정말로 포기하지 못하겠다면, 다음과 같은 선에서 타협해보자. 황설탕 한 스푼이나 각설탕 한 조각을 넣어 마시되 그렇게 마시는 것이 하루 두 번 이상이 되면 절대 안된다는 규칙을 세워라. 시리얼에는 그럼 무엇을 넣어 먹을까? 딸기류를 넣으면 설탕을 넣지 않아도 달콤해진다.

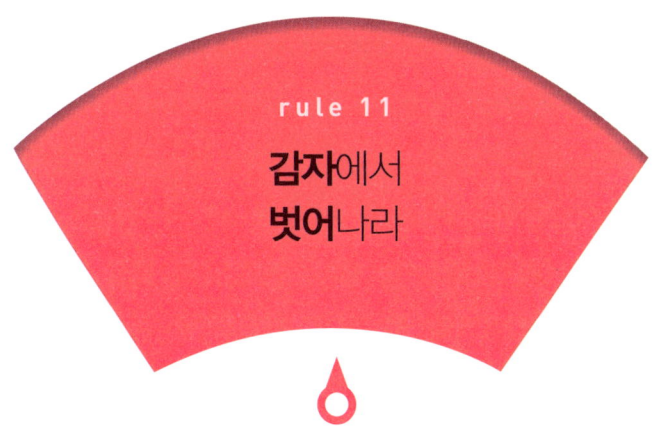

rule 11
감자에서 벗어나라

깜짝 퀴즈 같은 기간 동안 섭취했을 때 다음 중 어떤 식품이 체중을 가장 많이 증가시킬까? 보기는 탄산음료, 베이컨, 기름진 고기, 구운 감자다.

간호사건강연구에서 나온 결과에 따르면 그 답은 감자다. 튀긴 것이든, 구운 것이든, 볶은 것이든, 삶아 으깬 것이든 어떤 형태로든 그렇다. "하루에 먹는 감자의 양을 그만큼씩 새로 추가할 때마다 이를 섭취하는 사람들의 체중은 4년 기간 동안 약 470그램 이상 늘어난다."

감자 자체에 본질적으로 해로운 면이 있는 것은 아니다. 문제는, 다만 우리가 감자를 너무 많이 먹으며, 그것도 비만을 유발하기에 가장 쉬운 형태로 먹는다는 데 있을 뿐이다. 도대체 얼마나 많이 먹기에 그럴까? 우리의 1인당 감자 소비량은 연간 약 57킬로그램으로, 감자 하나의 평균 중량을

113~170그램이라고 치면 하루에 약 한 알씩을 먹는 셈이다.

이만큼의 감자를 우리는 어떤 식으로 먹고 있을까? 미국인들의 감자 소비에 관한 가장 믿을 만한 데이터를 보유한 곳은 다름 아닌 국립당뇨병 및 소화기관·신장질환연구소로, 이 기관의 이름부터가 우리에게 많은 것을 이야기해준다. 어쨌든 이 연구소의 데이터에 따르면, 미국인들은 매년 약 200만 톤이 넘는 양의 프렌치프라이를 먹고, 약 300만 톤이 넘는 감자칩을 간식으로 먹고 있으며, 약 3만 4000톤의 테이터토츠^{Tater Tots}를 섭취한다고 한다. 우리는 감자를 아주 좋아한 나머지 우리 자신이 감자 같은 몸매로 변해가고 있다.

게다가 더 비극적인 사실은, 감자가 지닌 섬유질과 영양소의 절반을 담고 있는 껍질을 우리가 전부 벗겨내고 먹는다는 것이다.

이는 여러분이 그 모든 전문가의 권장대로 과일과 채소를 하루에 5회씩 챙겨 먹는다 하더라도, 미국 농무부가 지적한 것처럼 감자는 거기에서 제외시켜야 한다는 뜻이다. 감자 섭취의 효능은 그 악영향을 상쇄할 만큼이 못 되기 때문이다.

여러분은 다음에 나올 이야기가 무엇인지 이미 알고 있을 것이다.

그렇다. 여러분은 더 이상 감자를 먹어서는 안된다.

최소한 지금까지처럼 먹는 일은 절대 없어야 한다.

우리 중 많은 사람에게 이는 정말 큰 변화일 테고, 나 역시 이런 규칙을 만드는 것이 너무 불합리한 것이 아닌가 하는 생각을 하기도 했다. 하지만 그때 내 뇌리에 떠오른 것은 가장 성공적으로 체중을 감량하고 감량한 체중을 유지할 수 있었던 사람들이다. 그들 중 누구도 어떻게 조리한 것이든 감자는 일절 먹지 않는다. 과거에 비만했던 친구 하나는 이런 이야기를 즐겨

한다. "요점은 이거야. 나는 내 감자 섭취 특권을 너무 남용했어!"

다행한 것은 여러분을 위해 이 규칙의 난이도를 다소 조정하는 것이 가능하다는 점이다. 영양과학 연구에서 입증된 대로 다른 종류의 구근류, 예컨대 고구마, 파스닙parsnip(배추 뿌리같이 생긴 채소), 순무, 심지어 잘 알려지지 않은 다양한 종의 감자들이 체중유지를 위한 식단에서 감자의 대체식품이 될 수 있기 때문이다. 물론, 이런 대체 구근류는 준비하는 데 시간이 좀 더 오래 걸린다. 그러나 그런 음식을 먹는 것이 그처럼 번잡해지면, 여러분은 전분을 특식처럼 느끼기 시작할 것이다(감자는 모두 일종의 전분이다). 게다가 뿌리채소가 지닌 섬유질은 보존하면서 순탄수화물 양은 감소시킬 수 있는, 체중조절을 돕는 조리방법도 존재한다. 그런 조리방법은 간단하고 쉬우며 맛 좋은 음식을 만들어낸다. 또 여러분이 그에 익숙해지는 것이 내 바람인 달콤하고 향긋한 풍미를 증대시켜주기도 한다. 이제 우리가 할 일은 속절없이 짜고 기름진 감자요리는 아직 정신을 못 차린 다른 누군가의 접시에 남겨두고 자리를 뜨는 것이다.

빨리 굽기rapid roasting 세계 최고의 요리사들은 바로 이 테크닉을 사용한다. 내가 만나본 최고의 가정 요리사들도 마찬가지였다. 고구마, 순무 또는 파스닙을 2.5센티미터 크기의 사각형으로 썬 뒤 올리브 오일이나 카놀라 오일을 스프레이로 뿌린다. 이를 베이킹 시트에 담아 약 230℃로 예열해둔 오븐에 넣고 약 15분 동안 굽는다. 다 구워지면 꺼내서 후추, 다진 마늘, 레몬 또는 각자 좋아하는 허브를 뿌린다. 일요일 저녁에 푸짐하게 만들어놓고 식혀서 냉장고에 넣어 보관하는 것도 좋은 방법이다. 이렇게 보관한 것은 일주일까지 두고 먹을 수 있고, 수프나 샐러드, 샌드위치에 넣어 먹거나 이제 소개할 레시피로 만든 생선요리에 곁들여 먹는 등 다양한 방식으로 활용할 수 있다.

튀기는 시늉만 하기fake frying 뿌리채소는 기름에 튀기면 섬유질과 특유의 맛이 크게 손실된다. 그러나 진짜로 튀겨낸 것 같은 모양으로 만들되 실은 '튀기는 시늉만 한' 뿌리채소는 섬유질과 맛을 그대로 유지할 뿐 아니라 추가로 흡수하는 지방 열량도 최소로 줄게 된다. 이 조리방법은 빨리 굽기와 아주 흡사하다. 파스닙(시장에서 당근 옆에 내놓고 파는, 당근과 비슷하게 생긴 기다란 무) 몇 줄기를 프렌치프라이처럼 세로로 길게 썬다. 여기에 약간의 후추와 1 큰술 분량의 올리브 오일을 뿌린다. 오븐의 온도를 약 230℃까지 올리고, 이 '프렌치프라이'를 담은 베이킹 시트를 집어넣은 뒤, 무가 갈색으로 변하기 시작할 때까지 굽는다.

통째로 으깨기whole mashing 제목 안에 모든 설명이 담긴 조리방법이다. 뿌리채소(위에 언급한 것 외에도 버터넛 스쿼시[병 모양으로 표면은 황색, 열매는 오렌지색으로 단맛이 나는 호박]나 뚱딴지[돼지감자라고도 불리는 구근류]를 활용할 수 있다)를 껍질째로, 표면이 갈색으로 변하기 시작할 때까지 구운 다음, 식혀서 으깬다(다른 재료를 넣고 섞어서는 안된다). 으깬 음식에는 열량이 농축돼 있기 때문에, 이런 음식은 여러분이 매시드 포테이토나 옛날에 먹던 기름진 음식이 정말로 먹고 싶을 때 한 끼 포식 메뉴로 삼으면 좋다(규칙 20 참조).

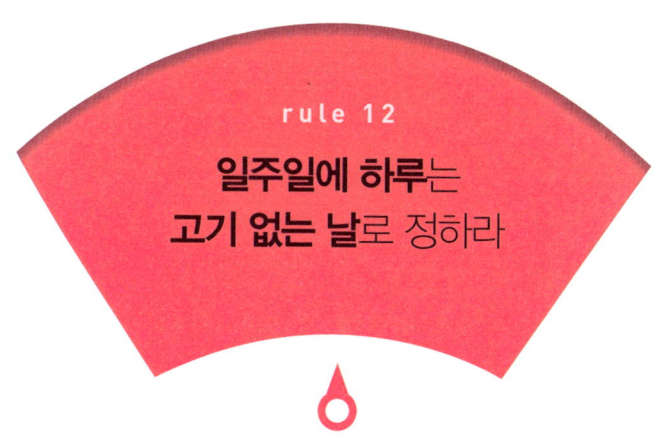

rule 12

일주일에 하루는
고기 없는 날로 정하라

더 구체적으로, 일주일에 하루는 동물성 단백질을 섭취하지 않는 날로 정하자. 원한다면 육류/동물성 단백질을 식단에서 제외시키는 날을 하루 이상으로 늘려도 좋다. 그런 날은 많으면 많을수록 좋다.

왜 이를 권장하는 것일까?

이유는 단 하나다. 이는 체중감량을 도와주고 감량한 체중을 유지할 수 있게 해주기 때문이다.

그리고 간단한 몇 가지 식물성 식자재를 활용하는 방법을 배우면, 다이어트 하는 사람이 흔히 부딪치는 악명 높은 함정, 즉 권태감에 빠질 위험도 없어진다.

의심스러운가? 내 말을 믿어보라.

고기 없는 날에도 여러분은 풍부한 과일과 하퍼사이즈^{Harpersize}로 담은 채소 요리로 배를 채울 수 있다. 익히 알고 있다시피, 내가 바라는 것은 여러분이 다량의 단백질과 섬유질을 섭취하고, 단당류 섭취는 가능한 한 줄이고, 나쁜 지방은 절대 섭취하지 않는 것이다.

이 기준에 맞는 다른 음식에는 어떤 것들이 있을까? 콩류와 견과류 또는 씨앗류를 들 수 있을 것이다.

이 두 가지 식품군은 현대 미국인들의 식단에서 찾아보기가 쉽지 않다. 견과류는 그저 간식거리 정도로 평가 절하되어 있는 실정이다. 그저 아이들이 땅콩 버터를 먹는 정도다. 그럼 콩은? 이 역시 먹는 사람은 거의 없을 것이다. 다량의 지방과 설탕이 들어간 요리가 아닌 한에는 말이다.

콩을 먹지 않는 사람들이 흔히 쓰는 변명은 콩요리가 번거롭고 기껏 요리한 음식도 맛이 심심하다는 것이다. 배에 가스가 찬다는 말도 들었다. 나는 처음에 나온 두 주장에 동의하지 않으며, 세 번째 주장은 편식하는 아이들의 억지주장보다 설득력이 없어 보인다.

콩은 엄밀히 말해 콩과^{科, Leguminosae}라 불리는 식물군의 열매에 해당한다. 이들은 단백질 함량이 높으며(가령, 작은 녹색 편두콩은 열량의 4분의 1을 단백질에서 낸다) 지방은 적고 섬유질 함량은 높다. 익힌 콩 반 컵에서 나오는 섬유질만 9그램이다. 총 탄수화물 함량 20그램에서 이를 제하면, 여러분은 식물성 단백질이 가장 고도로 농축된 식품 중 하나로부터 탄수화물 11그램, 열량 110칼로리의 맛 좋은 음식을 얻게 된다. 게다가 지방은 거의 들어 있지 않다. 이는 포만감을 유지시키고 마침내는 여러분을 날씬하게 해줄 영양 조합이다. 〈멘즈헬스^{Men's Health}〉가 반드시 먹어야 할 다섯 가지 건강식품 중 하나로 편두콩을 꼽은 것도 놀라운 일이 아니다.

알아두면 좋을 콩류 두 가지는 병아리콩과 흰콩이다. 둘 다 전 세계에서 두루 활용되는 식자재이고, 미국 내에서도 다양한 민족이 모여 사는 도시 지역에서는 역시 사용량이 느는 추세다. 병아리콩은 비싸지 않을뿐더러 특히 말린 콩이나 통조림된 제품도 쉽게 구할 수 있다는 점이 장점이다. 병아리콩 통조림은 1인분만으로 9그램의 섬유질을 얻을 수 있는 식품이다. 말린 병아리콩은 값은 더 저렴하지만 하룻밤 동안 불려 사용해야 한다. 흰콩의 경우도 이와 마찬가지다. 레시피 섹션에서 보게 되겠지만, 이 콩들은 자못 여러 요리에 쓰일 수 있고 맛도 좋다. 이전에 콩을 좋아하지 않았던 사람도 곧 생각을 바꾸게 될 것이다.

견과류 역시 나무열매로, 유사 이래 인간의 식단에서 중요한 부분을 차지해온 식품이다. 아몬드, 호두, 피스타치오 같은 견과류는 생으로 먹거나 기름 없이 구워 먹는 한 매우 이상적인 식품이다(소금 간을 한 것, 꿀을 발라 구운 것, 병에 담아 파는 짭짤한 '견과류 믹스'는 절대 금물이다!). 견과류에는 단백질, 섬유질, 좋은 지방에 더해 수칙 6에서 논했던 이로운 피토케미컬도 다량 함유돼 있다.

하지만 견과류는 억울한 누명을 써왔다. 체중감량을 원한다면 절대 피해야 하는 고지방 간식거리로 여겨져 온 것이다. 이런 생각은 아마도 탄수화물보다 지방에 더욱 민감했던 1970~80년대에서 비롯된 억측일 것이다. 한때는 땅콩 버터가 패스트푸드점에서 파는 햄버거와 더불어 '심근경색을 일으키는 음식'으로 분류되기도 했었다.

그러나 그 뒤 20여 년에 걸쳐 영양과학, 특히 비만과 심장질환 연구가 견과류의 입지를 회복시켜주었다. 이미 1991년에도 일련의 대형 연구에서 매일 일정량의 견과류를 섭취하는 것과 낮은 심장질환 발병률 사이에 강력한 연관성이 존재한다는 사실이 보고되기도 했었다. 만약 다이어트 중인 사람들 가운데 견과류를 먹는 사람과 견과류를 전혀 먹지 않는 사람의 혈액 샘플을 분석해보면, 견과류 섭취자들의 혈액 속에 좋은 콜레스테롤이 더 많이 들어 있고 나쁜 콜레스테롤은 훨씬 적으며, 심근경색과 뇌경색을 일으킬 수 있는 C반응성 단백질C-reactive protein이라는 염증 분자가 크게 감소되어 있는 것을 알게 될 것이다.

그렇다면 우리의 주된 관심사인 체중감량에는 어떤 효과가 있을까? 그 부분에서도 견과류는 이로운 작용을 하는 것으로 보인다.

UCLA 인간영양센터Center for Human Nutrition에서는 최근 비만 판정 기준인 BMI 30(우리 중 많은 수가 놓인 지점이다. 건강에 위험이 생길 만큼 살이 쪘다는 뜻이다)을 갓 넘긴 BMI 31의 비만한 사람들을 대상으로 실험을 진행했다. 피실험자들은 두 그룹으로 나뉘어 한 가지만 달리한 동일한 식단을 제공 받았다. 한 그룹은 240칼로리의 프레첼을 먹게 하고, 다른 그룹은 같은 열량의 피스타치오를 먹게 한 것이다. 두 그룹 모두 체중감량에는 성공했지만, 피스타치오의 효력은 BMI를 28로 낮출 만큼 강력했다. 즉 두 번째 그룹은 더 이상 비만 범위에 들지 않게 된 것이다. 반면, 프레첼 그룹의 체질량지수는 거의 줄지 않았다.

어떻게 이런 일이 일어났을까? 짐작대로다. 칼로리가 같은 음식이라도 어떤 음식은 다른 음식보다 체중감량 효과가 더 크다는 것은 여러분도 이미 알고 있는 사실이다. 견과류의 경우, 그 효과는 두 가지 메커니즘을 통해 발현되는 것으로 보인다. 이를 암기하는 것이 중요한 까닭은 팻 제로 행동수칙이 계속해서 사용하고 유용할 메커니즘이 바로 그 두 가지이기 때문이다.

첫 번째 메커니즘은 포만감을 야기해 그 결과 먹는 양을 줄여주는, 우리가 익히 아는 지방질 메커니즘이다. 그러나 견과류의 체중감량 병기고에는 그 외에 또 다른 무기가 들어 있다. 견과류 섭취는 인체의 휴식대사량, 즉 REE를 순간적으로 높여주는 것처럼 보인다. 퍼듀 대학교 학자들은 다이어트 중의 견과류 섭취에 관한 연구에서 다이어트를 하는 사람들 가운데 견과류를 먹는 사람들에게서 그렇지 않은 쪽에 비해 휴식 열량 소모량이 대폭 증가하는 것을 발견했다. 이에 그들은 이런 결론을 내렸다. "견과류를 포함하거나 배제한 프로그램을 통한 체중감량 비교를 몇 차례 시도한 결과, 견과류를 먹게 했을 때 프로그램 준수 태도가 더 좋아지고 더 많은 체중을 감량할 수 있게 된다는 사실이 드러났다. 이러한 일관적인 연구 결과는 체중 증가 위협을 제기하지 않는 선에서 견과류를 적당히 식단에 반영해 식감을 향상시키고 영양학적 질을 높일 필요가 있다는 점을 시사한다."

이 역시 바로 내가 했던 이야기다, 그렇지 않은가!

제2장에 실린 식단을 보면, 여러분은 내가 콩과 견과류를 얼마나 좋아하는지 알 것이다. 오후 중반쯤 우리 집에 찾아오는 손님은 내가 테라스에 앉아 후무스(주로 병아리콩으로 만들어진)에 얇게 썬 오이와 레몬즙 약간을 곁들인, 새롭게 개발한 내 애호 간식을 먹으며 쉬는 모습을 쉽게 볼 것이다. 이세 가지를 조합한 간식은 맛이 탁월할 뿐 아니라 섬유질을 하루 요구량의 4분의 1까지 한 번에 섭취할 수 있게 해준다.

견과류 버터 역시 마찬가지다. 나는 종종 에스겔 빵 한 쪽을 토스터에 구워(80칼로리) 여기에 피넛버터 1큰술(100칼로리)과 바나나 반쪽(40칼로리)을 곁들여 오후 간식으로 먹곤 한다. 제2장의 식단을 보면 여러분은 간식으로 먹는 견과류 버터가 우리의 규칙에 매우 수월하고 효과적으로 들어맞는다는 것을 알게 될 것이다. 자, 이제 견과류와 콩을 먹을 시간이다.

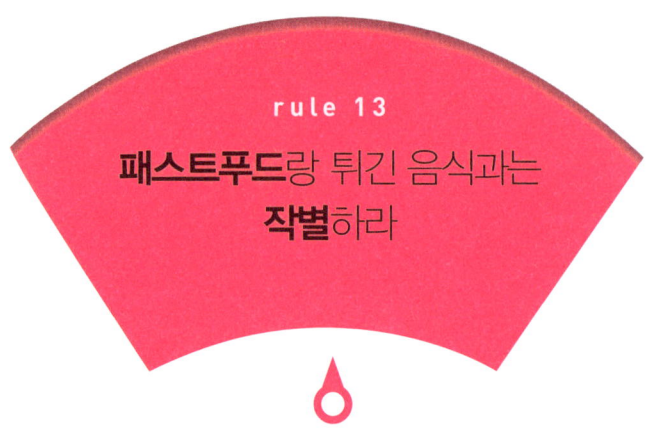

패스트푸드랑 튀긴 음식과는 **작별**하라

요즘 사람들에게 과거에는 패스트푸드 — TV 디너^{TV dinner}(요즘 편의점에서 파는 도시락처럼 데우기만 하면 한 끼 식사로 먹을 수 있게 조리한 후 포장해서 파는 식품)에서 더블 치즈버거에 이르기까지 다양한— 가 드물게 먹는 특식이었다고 이야기하면 쉽게 믿으려 들지 않겠지만 그건 사실이었다. 두 세대 전만 해도 그런 음식은 가격도 비쌌고 구하기도 어려웠다. 1인분에 해당하는 양도 훨씬 적었다. 1960~70년대의 그 아담했던 TV 디너, 여러분의 부모님의 혀를 데게 했던 그 조막만한 사과파이를 떠올려보라. 그 시절에는 식당 안에서 먹든 테이크아웃을 하든 한 번 앉은 자리에서 동네 사람들 전체의 칼로리 요구량을 소화시킬 수 있는 요즘의 치즈케이크 팩토리 같은 매장이 없었다.

정말로 과거에는 패스트푸드가 희귀한 음식이었다! 다음 세 가지 일이 일어나기 전까지는 말이다.

1. 정부가 옥수수, 콩 같은 작물의 과잉재배를 장려했다.
2. 식품회사들은 저가의 옥수수를 활용해 더 저렴한 설탕을 만들었고, 덕분에 슈퍼사이즈 분량의 음식을 값싸게 팔 수 있게 되었다.
3. 부모가 맞벌이를 해서 요리할 시간을 내지 못하는, 새로운 형태의 미국 가족이 출현했다.

1970년대 미국 농무부장관이었던 얼 버츠Earl Butz는 선가공식품의 신화를 정통으로 이렇게 꼬집었다. "TV 디너와 패스트푸드는 빌트인 메이드 서비스입니다!"

물론 변화하는 수요에 재빨리 적응한 식품 유통망을 긍정적으로 평가할 수도 있을 것이다. 그러나 선가공된 점보 사이즈의 패스트푸드를 먹는 것이 디폴트 행동이 되어버리면 문제가 발생한다. 한마디로 섭식에 대한 통제력을 잃는 상황이 발생하는 것이다. 식당에서 1인분으로 제공하는 음식은 집에서 차려내는 한 끼 식사보다 통상 40~50퍼센트씩 양이 많은데다, 사람들은 흔히 저녁에 외식하는 것을 '특별 이벤트'로 여기기 때문에 식당에서는 마치 삼촌 생신에라도 초대 받은 것처럼 마음껏 먹기 쉽다. 외식 횟수가 많아질수록 과식하는 횟수가 늘어나는 것은 당연한 일이다(집에서 하는 식사의 다른 이점에 대해서는 수칙 15를 참조하자!).

심지어 패스트푸드점 안에 들어가는 것 자체만으로도 문제가 악화될 수 있다. 여러분의 민감한 후각이 주위를 가득 채운 고지방 분자들에 완전히 장악돼버리기 때문이다. 미각에 대한 통제력도 잃게 된다. 과도하게 달거나 짠 음식이 아닌 것은 욕구를 채워주지 못하고, 어느 순간에 이르면 그런 음식은 한마디로 그냥 먹기가 싫어지게 된다. 패스트푸드의 수인囚人이 되고 마는 것이다. 단순한 중독자가 아닌 수인 말이다.

그러나 우리의 식이 프로그램은 이 상황을 바꿀 수 있다. 프로그램의 막바지에 이르면 여러분은 패스트푸드 냄새만 나도 곧장 다른 방향으로 도망치고 싶어질 것이다.

자, 만약 여러분이 체다 치즈와 으깬 감자를 튀긴 점보 사이즈의 너겟을 먹는다면 여러분의 몸에 정확히 어떤 일이 일어날까? 또는 프렌치프라이 한 봉지를 먹는다면? 그것도 아니면, 소시지와 페퍼로니pepperoni를 위에 얹은 2층짜리 딥디시 피자deep-dish pizza 한 조각을 먹는다면?

그것이 여러분의 입속에 들어가는 순간 무슨 일이 일어나는지부터 이야기해보자. 입안 가득한 충치와 각종 치아질환이 얼마나 무궁무진한, 값비싸고 추한 결과를 가져오는지는 이미 잘 알고 있을 것이다. 그뿐만 아니라 농축된 지방과 설탕은 체내 면역체계의 강력한 염증성 반응을 자극한다. 종종 이런 반응은 식도에서 시작된다. 고지방 육류를 소화시킨 직후에 다량의 나쁜 지방이 한꺼번에 혈류로 흘러들어가 심장질환이 병발하는 '스테이크하우스 신드롬steak-house syndrome'이라는 의학적 응급상황도 실제 존재한다. 잠깐 방심하면 스테이크하우스에 들렀다가 곧장 응급실로 직행하게 될지도 모를 일이다.

일단 응급실행은 모면했다고 치고, 이제 여러분의 뱃속에 햄버거와 프렌치프라이가 들어 있다고 가정해보자. 여러분은 그런 음식을 온종일, 어쩌면 밤새도록 맛볼 수 있다. 그러나 튀긴 음식은 속쓰림과 식도역류질환의 원인이 된다. 혈액 내 나쁜 콜레스테롤 수치도 치솟는다. 이미 심장이 안 좋았던 사람은 위험한 상황에 처할 수 있다. 일부러 과장해서 말하는 것이 아니다. 튀긴 음식을 섭취한 뒤 2~3시간 사이에는 심근경색과 뇌경색 발병 가능성이 급상승한다. 튀긴 음식과 이들 질병 간의 관계는 대단히 긴밀해, 패스트푸드점이 다수 들어선 근린지역을 조사한 미시간 대학교 연구진은 한 마을의 뇌경색 위험도가 패스트푸드점 1곳당 1퍼센트씩 증가한다는 것을 발견했을 정도다.

이제 췌장과 간에 대해 이야기해보자. 농축된 설탕과 나쁜 지방 섭취가 만성화하면 체내 기관은 인슐린과 혈중지방을 더 많이 만들어내고, 결과적으로 근육이 인슐린에 저항성을 갖게 된다. 이를 지칭하는 명칭이 바로 2형 당뇨병이다. 이는 결코 가벼운 질환이 아니다. 혈류를 따라 흐르는 과도한 양의 인슐린은 신경을 손상시킨다. 손을 베기라도 하면, 낫는 데 한참이 걸리게 된다. 처방약을 복용하지 않으면 결국 시력을 잃을 수 있다.

그러나 여러분이 듣고 싶은 것은 이런 의학적인 이야기가 아닐 것이다.

〈새터데이 나이트 라이브Saturday Night Live〉에서 빌리 크리스털Billy Crystal이 페르난도 라마스Fernando Lamas의 캐릭터를 빌려 자주 써먹었던 말대로다. "요는 당신이 어떻게 느끼느냐가 아니라 어떻게 보이느냐라고!"(페르난도 라마스는 1982년 작고한 미국 배우로 1980년대 중반에 〈새터데이 나이트 라이브〉의 진행을 맡은 코미디언 빌리 크리스털이 전형적인 플레이보이 이미지인 라마스의 캐릭터를 가져와 일명 '페르난도'라는 이름으로 연기를 펼쳤다. 페르난도의 대사 중에는 이런 것도 있다. "나는 전혀 멋진 기분이 아니야. 물론 내 외모는 멋지지. 하지만 기분은 그렇지 않아.") 그리고 만약 여러분이 지금껏 먹어온 대로 계속 먹는다면 아주 멋진 모습으로 변신하기란 어려울 것이다. 살이 찌는 것은 말할 것도 없고 사회적인 편견도 피하기 어려울 것이다. 또 패스트푸드 섭취가 만성화하면 피부노화가 조기에 진행될 수 있다. 과장이 아니다. 피부과학자들의 논문을 들춰보라. 지방과 설탕 때문에 생기는 피부발진, 노화 가속, 눈꺼풀 처짐과 근위축에 대한 장황한 글을 접하게 될 것이다.

게다가 이게 끝이 아니다. 여러분이 패스트푸드 섭취 습관을 앞으로도 계속 고수한다면, 잠자는 동안 체중이 목구멍을 눌러 공기가 들고나지 못하는 수면성 무호흡증을 겪을지 모른다. 이 질환은 사람을 온종일 졸리고 무기력하게 만든다. 이를 해결하기 위해 여러분은 시팹Cpap이라 불리는 플라스틱 마우스피스를 착용하고 잠자리에 들어야 할 것이다. 이 장치의 부작용은 패립종痺粒腫과 검은 여드름인데, 이런 것을 얼굴에 달고서는 아무리 섹시한 자세로 누워봤자 결코 섹시해 보이지 않을 것이다.

패스트푸드나 튀긴 음식을 먹으면서 건강을 유지할 수 있는 방법은 없을까? 내 대답은 이렇다. 절대 없다.

지방 경고문을 작성해 냉장고 문에 붙여놓자

튀긴 음식 섭취가 야기하는 주된 부작용은 무엇일까? 그 목록을 적어 냉장고 문 위에 붙여놓고, 어째서 그런 음식을 먹으면 안되는지를 매번 되새기도록 하자.

튀긴 음식 섭취로 야기될 수 있는 증상

• 식도역류증gastroesophageal reflux disease, GERD

• 만성 설사

• 항문누출anal leakage(농담이 아니다)

• 여드름, 피부발진, 눈 밑에 콜레스테롤이 뭉쳐 생기는 '혹'

- 구취와 피부 악취

- 나쁜 콜레스테롤 수치 상승, 좋은 콜레스테롤 수치 저하

- 과민성대장증후군

- 담석증

더 이상 열거할 필요는 없을 것이다.

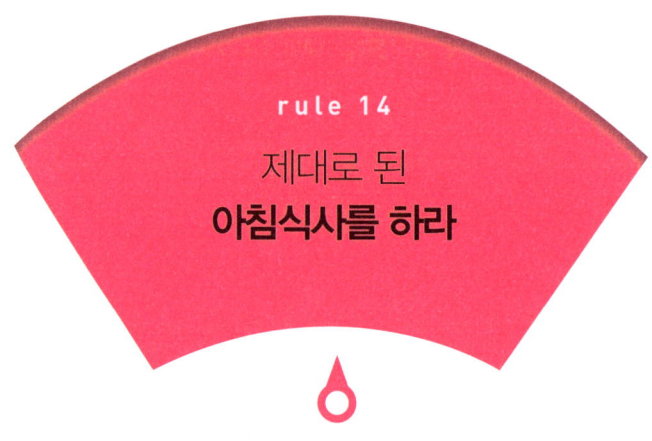

제대로 된
아침식사를 하라

여러분은 소싯적부터 들어온 이 조언을 "시금치 좀 먹어라", "쓰레기는 내다 버려라", 또는 "언제까지 소파에 앉아서 비디오게임만 하고 있을래" 등의 잔소리와 같은 파일에 집어넣고 싶을 것이다.

그러고는 파일째로 구석에 치워버리는 것이다.

그러나 안된다. 그러지 말자. 나는 아침식사를 하는 것이 '건강한' 습관이라서 그것을 권하는 것이 아니다. 아침식사를 거르면 체중감량 및 감량한 체중 유지에 실패할 터이기 때문에 아침을 챙겨 먹으라는 것이다.

어째서 그런가? 나는 아침식사야말로 체중감량에서 핵심 역할을 한다는 사실을 경험으로부터 배웠다. 〈도전! 팻 제로〉 출연자들이 공통으로 갖고 있던 습관 하나도 바로 아침을 거르는 것이었다.

그래도 못 믿겠다면 이제부터 내가 제시할 증거를 받아 적을 준비를 해보자. 연구자들은 아침을 거르는 사람이 아침을 챙겨 먹는 사람보다 당일 오후에 과도한 열량을, 그것도 나쁜 음식을 통해 섭취할 가능성이 크다는 결과를 거듭 보고하고 있다. 다음을 읽어보자.

매사추세츠 의과대학에서 나온 결론: "아침을 거르는 사람은 아침식사를 하는 사람에 비해 비만해질 가능성이 4.5배 더 높다. 이는 부분적으로 아침을 거르는 사람들이 그날 하루 동안 건강치 못한 식품 섭취로 열량을 보충하는 경향이 있기 때문이겠고, 또 아침을 먹는 사람들은 신진대사가 활발해지는 효능을 보기 때문이기도 하다."

〈소아과학지Pediatrics〉에서 인용한 내용: "아침식사를 하는 사람들은 아침을 거르는 사람들에 비해 하루 섭취 총열량이 더 높으면서도 BMI 수치는 더 낮은 경향을 보인다. …[또한] 아침식사 빈도와 BMI 사이에는 역관계가 존재한다." 풀이하자면, 아침을 거르는 횟수가 잦아질수록 과체중이 될 확률이 커진다는 뜻이다.

〈유럽신경과학저널European Journal of Neuroscience〉에서 인용한 내용: "아침식사를 거르는 것은…열량이 낮은 음식 사진보다 열량이 높은 음식 사진에 대한 [두뇌 보상 센터의] 활성화 수준을 증대시키며…저열량 식품보다 고열량 식품에 더 큰 매력을 느끼게 한다." 풀이하면, 아침식사를 거르면 그날 오후에 좋은 음식보다 나쁜 음식에 대한 갈망이 더 커진다는 뜻이다. 그건 물론 별로 좋은 일이 못 된다.

이제 아침식사에 관심이 좀 생기는가?

그럼 아침은 언제 먹어야 좋을까? 나는 여러분이 잠에서 깬 뒤 1시간 이내에, 물론 먼저 큰 컵으로 물을 한 잔 마신 뒤에 아침을 먹었으면 한다. 각종 연구결과를 제시해 이 권고를 뒷받침할 수는 없지만, 체중 문제로 고민하는 사람들의 개인 트레이너로서 축적해온 경험의 신뢰성만큼은 자신할 수 있다. 아침을 꼬박꼬박 챙겨 먹는 것은 어떤 이들에게는 그 무엇보다 이행하기 어려운 습관 변화일 수 있다. 다이어트 중인 사람들은 하루에 먹는 끼니 수를 줄여야 몸무게가 줄어들 것이라고 생각하기 쉽다. 이 같은 편견을 깨기란 어려운 일이다. 그러나 깨야 한다.

나는 제2장에서 근사한 아침 메뉴 몇 가지를 소개할 테지만, 우선 여기에서는 아침으로 먹으면 좋은 세 가지 중요한 음식에 대해 이야기하도록 하자.

오트밀 오트밀은 심장 건강에 좋은 식품일 뿐 아니라 앞에서 언급한 간호사건강연구에서도 확인된, 체중감량에 도움이 되는 식품이기도 하다. 여러분이 만약 오트밀을 섭취하는 경우와 칼로리는 동일한 다른 시리얼을 섭취하는 경우를 비교해본다면, 여러분의 허리둘레가 줄어드는 것은 십중팔구 오트밀을 섭취할 때일 것이다. 오트밀을 먹으면 혈당과 인슐린 수치에 대한 통제력이 높아져 배고픔도 덜 느끼게 된다. 오트밀은 섬유질(4그램)을 제공하고, 순탄수화물 함량은 21그램에 지나지 않으며, 지방은 거의 없고(직접 첨가하지 않는 한), 열량도 150칼로리에 불과하다. 여러분이 스틸컷 오트밀steel-cut oatmeal을 준비하든 인스턴트 오트밀(단, 감미료가 첨가된 것은 안된다)을 구입해 뜨거운 물만 부어 사용하든, 오트밀은 뱃속을 든든히 채우는 아침식사가 될 것이다! 원한다면 블루베리 반 컵(또는 라즈베리나 블랙베리도 좋다. 딸기류는 여러분의 친구라는 점을 잊지 말자!)과 전지우유 약간을 보태자. 이렇게 만든 아침식사의 열량은 총 200칼로리다. 아직 좀 부족하다는 느낌이 드는가? 그렇다면 오트밀은 식전 애피타이저로 생각하고 다음 코스로 넘어가자….

달걀 1980~90년대만 해도 영양학상의 불한당 취급을 받았던 달걀은 최근에서야 체중조절에 도움이 되는 건강 식단의 영예로운 일원으로 재등장했다. 달걀은 칼로리가 낮고 단백질 함량은 높으면서 탄수화물 함량은 제로인 식품이다. 지방이 전혀 들어 있지 않은 달걀흰자는 개당 열량이 고작 20칼로리에 불과하다. 흰자만 5개를 풀고 거기에 맛과 때깔을 더할 노른자(오메가3가 함유된 노른자가 이상적이다) 한 알을 떨어뜨려 만든 오믈렛은 총열량이 140칼로리에 불과한 단백질 폭탄이나 마찬가지다. 이렇게 만든 오믈렛에 각자 좋아하는 채소로서 버섯, 토마토, 시금치 등을 더하면 열량은 총 200칼로리가 된다. 애피타이저로 오트밀을 먼저 먹은 뒤라면 아침으로 섭취한 열량은 총 350칼로리가 될 것이다. 리코타 치즈 1큰술을 곁들이면 400칼로리가 채워진다. 하루를 시작하는 식사로 이보다 더 든든한 것이 있을까!

그리스 요구르트 이것이야말로 이 책에 내가 반드시 포함시켜야 할 식품일 것이다.『프랑스 여자들은 살찌지 않는다 French Women Don't Get Fat 』에 리크 leek(큰 부추같이 생긴 채소), 브로스 broth(채소, 고기, 생선을 물과 함께 넣고 끓여서 만든 육수)가 등장했다면 내가 내놓을 대항마는 바로 그리스 요구르트라고 보아도 무방하다. 단, 리크 브로스와는 달리 내가 권할 식품은 그리스 산이다. 그리고 흰색이다. 게다가 맛도 좋다.

이렇게 따져보니 그리스 요구르트는 리크 브로스와 전혀 닮은 점이 없다! 두 식품 모두 체중감량에 도움이 되는 특질을 지녔다는 게 유일한 공통점인 셈이다.

오늘날 다양한 브랜드로 시판되는 그리스 요구르트는 내 박수를 받을 만한 이유가 수만 가지나 되는 식품이다. 제일 처음으로 꼽을 장점은 무엇일까? 그렇다, 맛이 좋다는 것이다. 덕분에 그리스 요구르트는 디저트(과일, 견과류 등과 곁들여), 아침식사(딸기류를 곁들인 아침식사로, 또는 달걀 요리를 먹기 전의 애피타이저로), 저녁식사(허브나 향신료 또는 머스터드를 섞어 만든 소스를 생선이나 육류 요리에 얹어) 또는 오후 간식에 이르기까지 다양한 용도로 활용이 가능하다. 그리스 요구르트는 일반 요구르트보다 진해서 입안을 가득 채우는 아이스크림 같은 식감을 느끼게 해준다. 건강한 박테리아도 많이 함유돼 있다. 그러나 체중감량이 목표인 여러분이 그리스 요구르트를 많이 먹어야 하는 이유는 단 하나, 식후 포만감을 증대시켜준다는 데 있다. 그리스 요구르트가 주는 포만감은 과일 주스나 과일과 우유로 만든 스무디가 주는 포만감과 비할 바가 못 된다. 이제는 각종 과일과 무지방 첨가향이 함유된 다양한 제품이 출시돼 팔리지만, 여러분이 해야 할 일은 꿋꿋이 플레인 요구르트를 사서 여기에 적당량의 딸기류와 견과류를 곁들여 먹는 것이다. 단맛에 길들여진 입맛을 바꾸는 것이 우리의 목표라는 것을 절대 명심하자!

아침에 눈을 뜨면 당장 이것부터!

- 미리 준비해두자: 매일 아침이 눈코 뜰 새 없이 바쁜 사람이라면, 1인분씩 낱개로 된 단백질 식품(플라스틱 컵에 담긴 요구르트나 완숙한 달걀)과 곡물(개별 포장에 담긴 오트밀), 플라스틱 용기에 담아놓은 딸기류 같은 것을 미리 많이 준비해놓자. 바쁘다고 해서 규칙을 어기고 아침식사를 건너뛰어서는 안된다.
- 섬유질원이 될 과일을 준비해놓자: 전날 저녁에 사과를 미리 얇게 썰어 밀폐용기나 밀봉 가능한 비닐봉지에 담아 보관하자.

- 단백질, 단백질, 단백질: 아침에 일어나면 달걀이나 요구르트를 먹어라.
- 오트밀, 오트밀, 오트밀: 아침에 일어나면 곧장 낱개 포장된 오트밀을 전자레인지에 넣고 돌려라.
- 물, 물, 물: 자기 전 물 한 잔을 침대맡 테이블에 놓아두자. 농담이 아니다. 정말 이렇게 해야 한다.

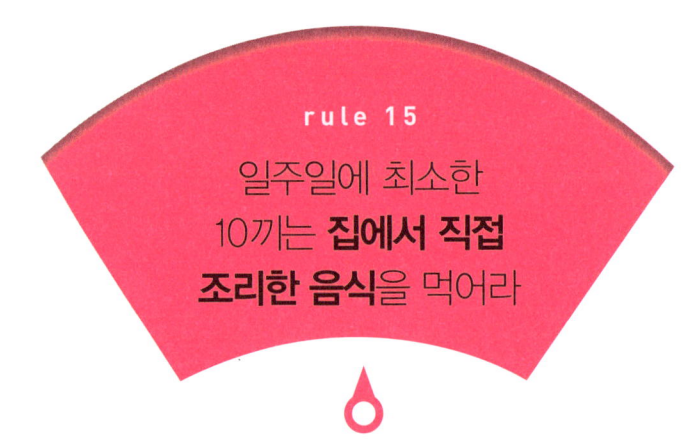

rule 15

일주일에 최소한 10끼는 **집에서 직접 조리한 음식**을 먹어라

가족들에게 저녁식사 시간을 알릴 때 여러분은 어떻게 하는가? 혹시 이렇게 하는가? "자, 얘들아, 밥 먹으러 나가자. 얼른 차에 타라!"

만약 그렇다면 이젠 고쳐야 한다. 여러분은 직접 요리를 해야 한다.

나도 안다, 잘 안다. 벌써부터 원성이 귓가에 쟁쟁할 정도다. "하퍼, 제 정신이세요? 제가 얼마나 바쁜지 알고나 계세요?"

애석한 일이다! 그러나 하퍼 스타일의 체중감량은 결코 수월치만은 않다. 시작할 때 이미 언급한 이야기다. 그 쉽고 간편한 옛 생활방식이 여러분을 이 자리에 오게 했다고 말이다! 라이프스타일을 바꾸는 데 그치는 것이 아니라 여러분의 삶 자체를 변화시키고 싶다면, 지금까지 해왔던 일을 지금까지와는 다른 식으로 꾸려나가야 한다. 그런 도전이 없으면 평생 살을 빼지 못할 것이다.

집밥을 먹으라는 것은 아무리 강조해도 지나치지 않은 규칙이다. 나부터가 가능한 한 자주 집에서 직접 요리한 것을 먹으려 하고, 쇼에 출연했던 참가자들 역시 스스로 요리해 먹는다. 그리고 그들 중 일부는 쇼에 출연하기 전까지만 해도 모든 끼니를 밖에서 해결했다는 점을 기억하자. 그랬던 그들이 생활습관을 바꿨는데, 여러분이라고 왜 못하겠는가?

여러분이 이미 패스트푸드를 포기하는 데 성공했다면 곧이어 도전해야 할 과제는 일주일에 최소한 10끼는 집에서 조리해 먹는 것이다(따져보면 이는 하루에 단 한 끼씩만 집에서 먹고, 한 끼 이상을 집에서 먹는 날을 며칠 더 더하는 일에 불과하다). 그러나 이는 여러분이 근사한 조리도구를 세트로 마련해야 한다든가, 줄리아 차일드Julia Child의 요리책을 정독해야 한다든가, 매일 밤 요리 프로그램을 시청해야 한다는 뜻은 아니다. 필요한 것은 간단한 계획, 기초적인 조리방법을 익히려는 열의, 그리고 가족 모두가 군침을 삼키는 음식이 나올 수 있게 여러분이 발휘해야 할 약간의 창의력일 뿐이다.

끼니때 먹을 음식을 직접 계획하는 것은 그 자체만으로도 체중감량에 중대한 영향을 미친다. 〈식욕Appetite〉이라는 학술지에 게재된 연구에 따르면, 다이어트 중인 사람들 수백 명 가운데 매끼 먹을 음식을 직접 계획한다고 보고한 쪽이 그렇지 않은 쪽에 비해 체중을 감량할 확률이 2배 더 높았다고 한다. 앞에서 언급한 하버드 대학교 연구진도 같은 결과를 내놓았다.

나라면 이것이 시사하는 바를 곧장 행동으로 옮길 것이다.

물론 이 규칙 때문에 '끼니는 각자 알아서 간단히 때우'던 기존 습관과 '저녁은 반드시 6시 30분에 먹는다'는 지침 사이에서 문화 충돌을 빚는 가족도

적지 않을 것이다. 그러나 여러분은 나름대로 그에 대한 타협점을 찾을 수 있다. 팻 제로 행동수칙에 맞는 건강한 음식을 조리해 1인분 용기에 담아 냉장고에 넣어놓고 가족들이 각자 편할 때 꺼내 먹게 하는 것도 한 가지 방법이다. 몇 가지 특정 식품은 더 이상 집안에 들여놓지도 말아야 한다는 것을 기억하자. 감자칩, 탄산음료, 햄버거나 치즈버거, 설탕으로 범벅된 시리얼 같은 것을 다른 식구들 먹으라고 재어놓지 말자. 이는 아이들이 그런 음식을 달라고 졸라대는 상황으로부터 해방될 수 있는 방법이기도 하다(단, 이를 위해서는 한 치의 양보 없는 규칙 준수가 필수다). 가족 식사 시간과 식사 참석에 관해 새로운 규칙을 나름대로 세워볼 수도 있을 것이다. 어떤 방법을 취하든, 핵심은 요리에 들어가는 성분을 통제할 수 있고 안심하고 먹을 수 있는 직접 조리한 음식을 좀 더 자주 먹어야 한다는 것이다.

나는 탄산음료를 이렇게 끊었다

여러분의 목표는 탄산음료를 완전히 끊는 일이라는 것을 명심하자. 일반 탄산음료뿐 아니라 다이어트 음료 또한 끊어야 한다. 그럼 무엇을 마실까? 나는 일반 물을 탄산수로 바꿔주는, 소다스트림SodaStream에서 만든 간단한 가전기기를 이용한다. 이 탄산수에 약간의 레몬즙이나 라임즙을 첨가하면 나만의 탄산음료가 탄생하는 것이다. 이렇게 만든 음료는 오후 간식을 먹을 때 마셔도 좋은데, 그 향미 덕분에 단것을 먹고 싶은 욕구를 잠재워준다.

프랑스인들이 살찌지 않는 진짜 이유

우리는 대서양 건너편에 사는 매력적이고 호리호리한 사람들, 즉 프랑스인들에게서 몇 가지 교훈을 얻을 수 있다. 지난 세기 초, 현대적인 방식의 테이블 식사방법을 창안해낸 것은 바로 프랑스인이었다. 내가 이야기하고자 하는 것은 4시간 동안 이어지는 만찬이 아니다. 우리가 관심을 가져야 할 부분은 그들의 일상적인 식사 규칙이다.

- 요리한 음식을 큰 접시째 식탁 위에 올려놓아서는 안된다. 한 번 더 먹을 수 있는 음식이 눈앞에 놓이게 되면, 여러분은 '간디의 생일처럼'이 아니라 오늘이 마치 추수감사절인 양 먹게 될 가능성이 크다.
- 가능하면 혼자 하는 식사는 피하자. 둘이 먹거나 가족과 함께 먹자.
- 식탁이 아닌 데서 먹는 일은 삼가자. 식탁은 음식을 먹는 곳이다. 간식을 먹을 때도 마찬가지다. 소파는 TV를 보거나 책을 읽거나 명상하는 곳이다.
- 식탁을 세팅하자. 가장 기본적인 접시, 냅킨, 포크, 물컵을 자리에 놓는 것이 전부라도 상관없다. 어쨌든 식탁이란 여러분이 식사를 하는 곳이지 먹이를 먹는 곳이 아니기 때문이다.
- 식탁에 그 어떤 방해물도 들여놓지 말자. 특히 TV는 안된다.

장을 볼 때 바꿔야 할 습관 /

여러분이 감행해야 할 첫 번째 변화는 시장에서의 쇼핑 습관이다. 이는 직관적인 사항이다. 매끼 식사를 미리 짜두려면 일단 쇼핑 목록을 만들어야 한다. 소금 함량, 유기농을 사야 하는지 여부, 기타 등등의 모호한 항목 옆에는 물음표를 붙여놓자. 매장을 돌면서 구입한 항목을 체크하거나 메모를 할 수 있도록 따로 펜을 지참해 가자. 육류 코너에 들르거나 정육점에 가면 특정 부위의 육류나 생선을 주문해 필요한 만큼만 구입하자(미리 잘라 랩으로 포장해 파는 고기는 4인 가족용인 경우가 많으니, 정말로 그만한 양이 필요한 게 아니면 그런 제품은 사지 말자). 정육점 주인들은 통상 주목받을 일이 없기 때문에 관심을 가져주면 좋아한다. 자신의 삶은 바로 자신이 챙겨야 한다. 자신의 음식 세계를 스스로 꾸려가지 않으면 다른 사람들의 처분에 휘둘릴 수밖에 없다.

지금까지의 쇼핑 패턴을 체크해보자. 구입한 제품 대부분이 농산물이나 단백질, 섬유질 식품이 놓인 매장 가장자리에서 나온 것인가, 아니면 선가공된 제품이 주로 놓이는 통로 쪽에서 선택된 것인가? 앞으로는 매장 벽을 따라 걸어다니도록 노력하자! 이것은 미국 최고의 식품 저널리스트 마이클 폴런Michael Pollan으로부터 내가 얻은 가장 소중한 지침이다. 이 지침을 따르면 여러분은 올바른 식품을 구매할 수 있을 뿐 아니라 마트 담당자들에게도 무언의 신호를 보내 그들이 건강하고 신선한, 가공되지 않은 식품에 더 큰 관심을 기울이도록 만들 수 있다.

집에서 바꿔야 할 습관

체중감량에 성공하기 위해 미리 준비해둘 것이 제2장에 제시돼 있지만, 여기에서는 일단 이것부터 해보자. 팻 제로 행동수칙에 부합하는 저열량 식품을 냉장고와 식료품 저장고의 눈높이에 보관하는 것이다.

두 번째 할 일은 주방을 세팅하는 것이다. 우선 일단의 간단한 주방용구를 구비하자. 기본적인 항목은 믹서기, 토스터, 품질 좋고 큼직한 스킬렛 skillet(손잡이가 긴 무쇠 프라이팬. 각종 볶음요리나 달걀 프라이 등 간단한 굽는 요리를 할 때 사용된다), 물을 끓일 때 쓸 큰 솥, 큼직한 구이용 팬, 잘 드는 식칼 세트, 크기가 다른 플라스틱제 도마 두어 개, 핸드 블렌더 등이다. 전기 찜솥도 하나 구입하자. 식초와 오일을 담을 깨끗한 병도 몇 개 마련하자. 밀봉할 수 있는 비닐백과 크기가 다른 용기를 여러 개 준비해 식사 및 간식거리를 미리 1인분씩 담아놓을 수 있게 하자.

다음에 할 일은 여러분이 주로 소비하는 식품의 칼로리, 섬유질, 지방, 탄수화물 함량을 알아볼 수 있는 훌륭한 참고서 한 권을 마련하는 것이다. 추천할 만한 책은 앨런 보루셰크 Allan Borushek가 쓴 『칼로리킹 영양소 계산기』다. 이 책을 활용해보라! 1인분 용량과 소금 함량에도 주의를 기울이며 찬찬히 읽어보자.

건식품 저장실에는 무엇을 갖춰두어야 할까? 기본양념과 말린 허브를 빠짐없이 구비해놓고, 후추 빻는 기구로 직접 갈 수 있는 통후추와 계피, 바닐라가 준비돼 있는지, 오레가노가 혹시 5년 묵은 것은 아닌지 점검하자(오레가노와 다른 허브는 다음 장에서 소개할 레시피에서 쓰이게 될 테니 신선한 것으로 새로 마련해두는 것이 좋다). 먼지 쌓인 마늘 플레이크 통조림은 내버리고 그

대신 신선한 마늘 구근을 통째로 구입하자. 올리브 오일, 다랑어 살코기, 통조림에 담긴 병아리콩과 후무스, 저염 닭고기 육수도 필요하다. 1인분씩 개별 포장된 땅콩 버터 한 상자와 낱개 포장된 과카몰리를 구입하자. GG 브랜 크리스프브레드^{GG Bran Crispbread}(섬유질이 풍부한 겨까지 포함해 전통 스칸디나비아 방식대로 구워 만드는 귀리빵 브랜드)처럼 겨가 많이 함유된 크래커를 사놓자.

또 1인분씩 포장된 냉동 현미와 파로, 퀴노아^{quinoa}(남아메리카 안데스산맥의 고원에서 자라는 곡물), 편두콩, 보리, 오트밀을 사놓자. 포장된 채로 한 팩씩 전자레인지에 돌렸다 먹을 수 있는 오트밀 역시 구입해놓자. 통곡물로 만든 품질 좋은 파스타도 많이 구비해두자. 식품을 살 때는 라벨을 확인하자. 어떤 항목을 체크해야 하는지 이미 알 것이다. 정백한 곡물로 만든 제품은 모두 내다버리자.

몇 가지 품목은 냉장고에 항상 구비돼 있어야 한다. 1인분 용기에 담긴 그리스 요구르트, 사과, 각종 딸기류, 스트링 치즈^{string cheese}(이탈리아 치즈의 일종), 리코타 치즈나 코티지 치즈, 강판에 간 파마산 치즈, 에스겔 빵, 약 230그램의 체다 치즈나 스위스 치즈, 저지방이나 무지방 우유 약 1리터, 신선한 청대콩 약간, 그리고 간식으로 먹을 오이를 갖춰놓자. 레몬도 약간 필요하다. 음식에 레몬즙을 살짝 뿌리는 것만으로도 소금 섭취 습관을 고치는 데 도움이 되기 때문이다. 레몬은 모든 종류의 음식에 향미를 북돋는다.

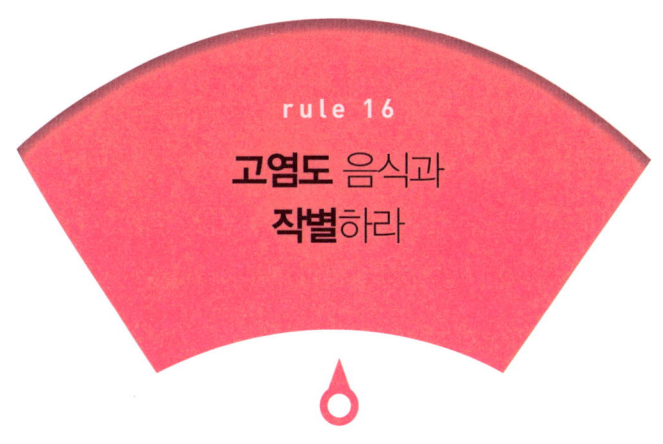

rule 16

고염도 음식과
작별하라

내 클라이언트들과 〈도전! 팻 제로〉 참가자들이 공통으로 드러낸 걱정거리를 하나 꼽는다면 그것은 바로 소금일 것이다. 그들은 자신의 진짜 소금 섭취량을 알아내려고 애를 태운다. 소금 섭취를 줄여야 하는데 그러지 못했을까봐 불안해 하는 것이다. 미국인의 다수가 그러는 것처럼 그들 역시 소금을 너무 많이 먹고 있다. 많이 먹어도 정말 너무 많이 먹는다. 메이요클리닉에서 발표한 바에 따르면 성인 평균 1일 소금 섭취량은 2300밀리그램, 즉 약 1작은술 정도를 넘지 말아야 한다고 한다. 그러나 미국인의 평균 소금 섭취량은 3400밀리그램이다. 〈도전! 팻 제로〉 참가자들의 평균 섭취량은? 내가 본 사람 중에는 일상적으로 하루 5000~6000밀리그램을 섭취하는 사람도 있었다! 다이어트에 열성을 다하던 이런 사람들 대부분은 자신의 소금 섭취량을 알면 충격을 받는다. 나는 여러분도 여러분이 매일 소화시키고 있는 소금의 양을 계산해 보이면 충격을 받으리라 확신한다.

소금 섭취량을 조절하는 일이 그토록 어려운 까닭은 무엇일까? 그것은 우리가 종종 잘못된 정보를 제공받기 때문이다. 우리는 해당 식품이 '소금 함량을 낮춘' 제품이고 '심장 건강에 이롭'다거나 '저염' 식품이라 주장하는 라벨을 흔히 접하는데, 물론 거기 적힌 말이 전부 허위라는 뜻은 아니다. 다만 권장량으로 제시된 극소량(예를 들어 감자칩 한 봉지 전체가 아니라 그중에서 단 12조각만)을 섭취할 경우에만 그런 주장이 유효하다는 점이 함정이라는 것이다. 또 소금은 사과 소스에서 참치 통조림, 토마토 수프에서 땅콩 버터에 이르는 모든 가공식품에 함유된 가장 흔한 첨가물이다. 이런 식으로 섭취하게 되는 소금의 양은 확인하기도 쉽지 않고 직관적으로 추정하기도 어렵다. 쇼핑카트에 당근 통조림을 담는 것은 박수칠 만한 일일 것이다. 그 깡통 속에는 어쨌든 채소가 들어 있으니 말이다. 그러나 라벨을 자세히 살펴보라. 1인분 용량에 함유된 소금량이 무려 230밀리그램이다(반면, 생당근의 경우 1인분당 소금 함량은 40밀리그램에 불과하다).

식품업계는 소금 첨가와 소금 라벨링에 관해 최악의 일을 하고 있다. 색색의 라벨 사이에 깨알 같은 글씨를 써서 별로 좋지 않은 레시피를 권유하고 있을 뿐 아니라 제시된 정보 역시 그다지 직설적이지 못한 경우가 많다. 업계에서 라벨을 읽기 쉽게 만들어놓지 않았으니, 여러분 스스로 성분 정보를 민감하게 따져야 한다.

한 가지 더 짚고 넘어가자. 우리의 몸은 화학균형을 유지하기 위해 소금을 필요로 하지만, 그 필요량은 개인별로 큰 폭의 차이를 보일 수 있다. 소파에서 뒹굴기만 하던 사람이 활동량을 늘리면 필요한 소금의 양도 그만큼 늘어난다. 소금을 완전히 끊는 것이 왕도는 아닌 셈이다.

그래서 문제는 더 복잡해진다.

하지만 그렇다고 포기할 수는 없다. 간단한 어림법칙을 활용하는 것도 한 가지 방법이다. 즉 하루 동안의 소금 섭취 한도를 대략 2000밀리그램으로 잡는 것이다. 소금을 써야 할 때나 뭔가 짭짤한 것이 먹고 싶을 때는 바로 이 숫자를 기억하자. 하루에 먹는 소금의 양을 그 수치 또는 그 미만으로 제한하자.

과체중이거나 비만인 사람들이 소금에 주의를 기울여야 하는 이유는 두 가지다. 첫째는 건강 문제다. 과량의 소금은 체액을 적정량으로 유지하는 우리 몸의 정교한 메커니즘을 교란시킨다. 이로 인해 혈류량이 증대되면 혈액을 동맥으로 내보내기 위해 심장은 더 거칠게 뛰게 되고 결국 혈압이 상승한다. 과도한 압력이 가해지면 으레 무언가는 터지게 마련이다. 뇌경색이나 심장질환이 바로 그렇게 나타나는 현상이다. 이런 질환은 인구 전반을 통틀어 대표적인 조기사망 원인이며, 여성의 조기사망을 야기하는 주된 원인이기도 하다.

그보다는 덜 심각하지만 무시할 수 없는 또 다른 이유는 '양배추 인형처럼' 붓는 발목, 피부건조, 눈 밑에 생기는 두툼한 다크서클이다. 수분 정체는 또한 체중감량 속도를 늦춰 다이어트 중인 사람들을 좌절시킬 수 있다. 굳이 이런 불행을 겪을 필요가 있겠는가?

다이어트 중인 사람들은 소금에 대한 기초적인 정보만 꿰면 곧바로 창의력을 발휘하는 기지를 보인다. 〈도전! 팻 제로〉 참가자 중 한 명은 내 블로그에 이런 글을 남겼다. "저는 모든 음식에 소금을 뿌려 먹는 습관이 있었어요. 저희 어머니가 그런 식으로 드셨거든요. …이제는 후추와 바질, 다른 허브 몇 가지를 곁들이면 닭고기, 생선요리, 기타 등등을 꽤 맛 좋게 요리할 수 있다는 것을 알았어요. 레몬이나 다른 감귤류를 더하면 풍미도 훨씬 좋아지죠. 버터를 써야 할 때는 무염 버터를 사용해 음식을 먹다가 싱거우면 그때 소금을 첨가하지, 이미 소금이 녹아든 음식을 먹는 일은 없도록 하고 있어요."

나는 이렇게 소금 섭취량을 조절한다.

- 식탁에서는 소금을 사용하지 않는다. 식탁 위에 소금병을 올려놓지도 말자. 식탁에 소금이 있으면 무심코 음식에 뿌리기가 쉽다. 음식이 정말 못 먹을 만큼 싱거워 소금을 꼭 쳐야 하겠으면, 자리에서 일어나 소금병을 찾아오는 수고를 하자. 소금 쓰는 일을 귀찮은 일로 만드는 것이다.
- 식품 라벨에서 소금 함량을 체크할 때는 1인분당 함량도 늘 확인하자.
- 음식의 풍미를 향상시키고 싶을 때는 소금 대신 레몬이나 레몬즙을 활용하자.
- 어떤 요리에 소금 1작은술이 필요하다면, 일단은 1/3~1/2작은술만 넣어보자. 소금은 나중에라도 더 뿌려 먹을 수 있다. 그러나 한 번 넣은 소금은 도로 꺼낼 수 없다.

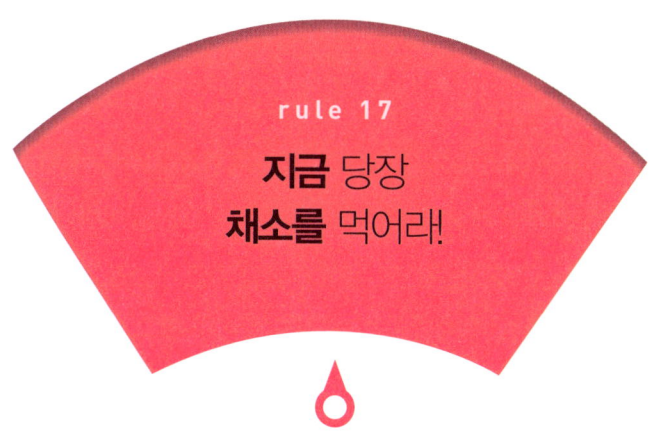

지금 당장
채소를 먹어라!

식탁 앞에서 투정부릴 줄 알게 됐을 때부터 우리는 내내 이 말을 들어왔다.

　그러나 그 조언은 제대로 먹히질 않았다. 채소를 먹는 것은 체벌과 같았다. 채소 요리는 맛없고 곤죽 같고 '병원' 느낌을 풍겼다. 아니면 '학교 급식소.' 또는 '감옥.' 냄새 또한 요상했다. 어른들은 우리에게 채소를 먹이려고 혈안이 돼 있는 것 같았다.

　그러나 솔직히 말해 "몸에 좋으니 먹어라!"는 말은 효과가 없다. 우리는 채소가 우리 몸에 좋다는 것을 알고 있다. 하지만 어찌되었든 내 관심사는 아니라는 것이다!

　하지만 내가 만약 여러분으로 하여금 좀 더 포만감을 느끼고 자연스레 덜 먹게 해 결국 체중을 감량할 수 있게 해줄 맛 좋고 식감도 좋으며 조리도 어렵지 않은 채소 요리를 식단에 추가한다면 어떻게 하겠는가?

나는 그런 채소 요리를 매일 섭취하는 방식으로 체중을 조절했고, 내 클라이언트들도 같은 식으로 효과를 보았다. 나는 이런 성공사례를 거듭 목격하고 있다. 한때는 채소 요리를 '고역'이라 표현했던 사람들이 이제는 스스로 개발해낸 창의적인 레시피를 갖고서 나를 찾아오는 것이다! 맛좋은 음식을 먹으며 체중을 감량하는 일. 이 낯선 조합이 과연 가능한 일일까?

여러분은 이에 대한 내 대답을 어느 정도는 이미 알고 있을 것이다. 채소는 다량의 섬유질을 함유하고 있고, 섬유질은 비유컨대 기차가 정시 운행하도록 해주는 역할을 한다. 채소를 구성하는 일차적인 요소는 물이다. 설탕이나 칼로리는 거의 포함돼 있지 않다.

여기까지는 이미 했던 이야기다. 뭔가 새로이 할 이야기는 없을까? 채소의 효능이 얼마나 강력한지에 관한 이야기는 어떨까? 오늘날 가장 훌륭한 영양학자 중 한 사람인 펜실베이니아 주립대학교의 바버라 롤스 교수는 지금까지 거의 20년에 걸쳐 그 주제를 탐구해왔다. 무엇보다 아동 비만에 관심을 갖고 있는 롤스는 음식 선택과 체중 관리라는 복잡한 문제를 오랫동안 궁구해왔다. 그러는 동안 그녀는 언뜻 이상하게 들릴 수 있는 무언가를 발견했다. 즉 실상은 적게 먹되 속임수를 써서 자신의 몸으로 하여금 많이 먹은 것처럼 느끼게 하고 싶을 때, 채소는 이를 위한 가장 강력한 수단이 될 수 있다는 것이다. 몇 년 동안 그녀는 아이들의 식탁에 채소를 '몰래 첨가하는' 방법을 탐색해왔다. 어쨌든 그렇게 해서 무심코 채소를 섭취하게 된 아이들은 고칼로리 음식을 덜 먹는 경향을 보였다. 그녀는 평범한 요리에 채소 퓌레를 몰래 넣는 실험을 했는데, 이 음식을 먹은 사람들은 하루 동안에 먹는 음식량이 적어지는 일관적인 경향이 나타났다.

바로 이 같은 이유로 채소 수프가 여러분의 가장 친한 친구가 되어야 하는 것이다. 아직 설득되지 않은 독자를 위해 한마디만 더 덧붙이겠다. 롤스는 그녀 특유의 간단명료한 어투로 이렇게 요약했다. "[주요 식사를 하기 15분 전에] 수프를 섭취한 피실험자들은 식사를 통한 에너지 섭취량이 20%까지 줄어들었다." 나라면 이것이 시사하는 바를 받아들이겠다. 롤스는 생채소, 잎채소, 채소 퓌레 역시 같은 효과를 발휘한다는 것을 알아냈다.

여러분은 양껏 먹어도 되는 채소 목록을 참조할 수 있지만, 일단 여기에서는 특히 맛좋고 활용성도 뛰어난 두 가지 채소에 대해 이야기해보도록 하자.

첫째는 케일이다. 한동안 무시되어왔던 케일이 최근 건강식품 목록에 빠지지 않고 등장하고 있다. 그럴 만한 이유가 있다. 케일은 비타민 C와 K, 칼슘과 섬유질이 가득한 채소다. 자매종인 브로콜리와 더불어, 케일은 최근 다수의 현대성 질환과 노화의 핵심 유발자인 만성염증에 대한 대응책을 찾고 있는 연구자들의 관심을 받고 있다. 존스홉킨스 대학교 과학자들은 설포라판^{sulforaphane}이라 불리는 화학물질을 다량 함유한 식품으로 케일과 브로콜리를 꼽았다. UCLA의 과학자들은, 설포라판이 언젠가는 스모그가 호흡기계에 미치는 유해한 영향을 감소시키는 데 사용되리라 전망했다.

다 좋은 이야기다. 그러나 우리의 주된 관심사인 체중감량에는 어떤 도움이 될까? 케일은 다이어트에 마법적 효능을 발휘하지는 않는다. 하지만 우리의 새로운 식사 패턴에는 완벽히 맞아떨어지는 식품이다. 예를 들어보자. 하퍼사이즈로 준비한 케일(채소 코너에서 사온 한 묶음 통째)도 총열량은 단 50칼로리에 지나지 않는다. 조리도 간편하다. 게다가 시금치나 다른 여러 잎채소처럼 냉동된 제품도 신선한 제품과 동일한 영양학적 이점을 갖추고 있다. 케일은 볶거나 찌고 수프에 넣어 먹을 수도 있다. 케일이 맛 좋은 채소라는 점도 아마도 그만큼 중요한 장점일 것이다. 케일은 이 책에 소개한 여러 채소와 더불어 여러분의 식단을 다채롭게 해주고, 여러분을 슬리밍푸드의 신세계로 이끌어줄 것이다. 이런 채소는 이제껏 여러분이 안주해왔던, 과도한 단맛과 짠맛으로 이루어진 건강치 못한 세계를 느리게나마 틀림없이 대체하게 될 것이다.

브로콜리는 생김새와는 무관하게 체중감량에 기여하는 또 다른 슈퍼채소로 내가 꼽는 식품이다. '생김새와는 무관하게'라는 표현을 쓴 까닭은, 브로콜리를 생각할 때 우리가 흔히 떠올리게 되는 것은 중학교 급식소에서 본 끔찍했던 요리, 꽃부분은 물컹하고 아무 맛도 나지 않으며 줄기에서는 요상한 냄새가 났던 음식이기 때문이다.

하지만 브로콜리를 꼭 그런 식으로만 먹어야 하는 것은 아니다. 다음 장에서 몇 가지 레시피를 소개하겠지만, 여기에서는 일단 두 가지만 소개해보자. 일단 슈퍼마켓에 가서 브로콜리 라베broccoli rabe(종종 라피니rapini라고도 불리는 톡 쏘는 맛의 이탈리아산 녹색채소)나 줄기가 작게 나와 요리하기 간편한 새로운 잡종 작물인 브로콜리니Broccolini를 구입하자. 가게에 없으면 생산자에게 직접 연락해 주문하자. 채소를 마련했으면 이제 집으로 돌아가 큰 냄비에 물을 담아 끓이고, 이 대체 브로콜리 중 한 종을 그 안에 집어넣는다(라피니는 큰 줄기를 부러뜨리고 줄기 껍질도 벗겨야 한다). 2분간 익힌 뒤 건져내 물기를 뺀 다음, 1큰술의 올리브 오일과 레몬즙을 섞은 드레싱을 살짝 뿌린다. 다음에 할 일은? 바로 맛있게 먹는 것이다.

여러분은 지금 새로운 조리방법 중에서 가장 중요한 것 하나를 마스터한 셈이다. 이것은 여러분의 몸을 날씬하고 탄탄하게 만들어주고 여러분을 더 행복하게 해줄 조리방법이다.

수프의 힘

미국인의 식단에서 수프가 지금보다 더 중요한 역할을 하던 시절이 있었다. 수프는 저렴하게 만들 수 있고 배를 채워주며 영양소가 풍부하고 만들기도 쉽다. 그러나 (채소를 일일이 썰어) 만드는 데와 먹는 데 시간이 다소 걸린다는 단점이 있다. 운전을 하면서 한 손에 수프 그릇을 들고 먹기란 불가능하다. 하지만 여러분처럼 체중감량을 목표로 하는 사람들에게 수프는 여전히 좋은 영양소와 포만감을 제공하는, 간과할 수 없는 음식이다. 식사 패턴을 연구하는 학자들이 거듭 확인해온 한 가지 사실은, 수프를 꾸준히 먹는 사람은 포만감을 느끼는 시간이 길고, 그 결과 더 적게 먹는 경향을 보인다는 것이다. 그리고 수프 만들기가 번거롭다는 말은 다 거짓이다. 특히 요즘같이 방방곡곡의 슈퍼마켓에 저염이나 무염 브로스가 나와 있는 상황에서는 말이다. 기초적인 수프 레시피 몇 가지가 제3장에 등장한다. 팻 제로 행동수칙에 부합하는 내 수프 레시피를 관심을 갖고 따라해보면, 마침내 여러분만의 다양한 레시피를 개발할 수 있을 것이다.

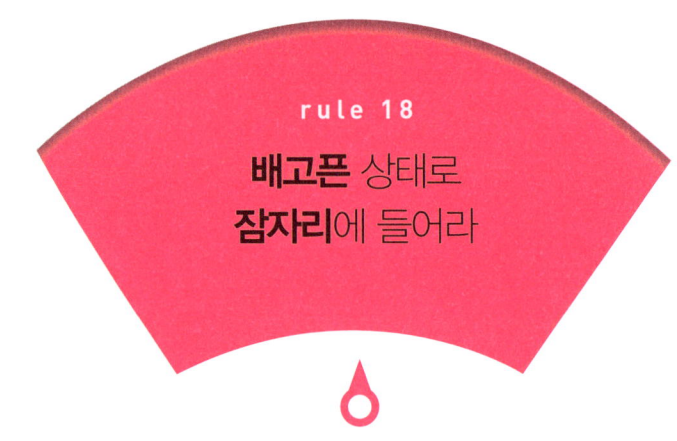

rule 18

배고픈 상태로
잠자리에 들어라

이 규칙을 지키는 것은 왜 그렇게 어려운 일일까? 몇 가지 생각해본 이유가 있다. 하나는 연구와 경험에서 추론한 것, 또 하나는 아마추어 심리학에 기초한 것이다.

음식을 먹지 않으면 신체가 어떤 반응을 일으키는지 우리는 잘 안다. 위장에 허한 느낌이 들고 쓰리기도 해 무언가 속이 편해질 만한 것을 찾게 된다. 탄수화물이 든 음식이 먹고 싶어진다. 물론 탄수화물은 단시간 내에 기분을 향상시켜준다. 그러나 여러분도 이미 알고 있다시피 그 효능은 곧 허기를 유발하는 괴물로 돌변해버린다. 이제 심리학적인 측면을 살펴보자. 과체중인 사람들은 종종 고독감과 불안감을 느낀다. 그리고 잠자리에 들기 전의 음식 섭취는 예민한 기분을 누그러뜨리고 안정감을 느끼게 해준다.

이런 함정을 모두 극복해야 한다는 점을 생각할 때, 주린 배를 부여잡고 잠자리에 드는 것이 과연 가치 있는 일일까? 답은 '100퍼센트 그렇다'다. 왜 냐하면 그렇게만 하면 여러분의 몸은 지방을 미친 듯이 연소시킬 테기 때문 이다. 혈류에서 탄수화물이 사라지면 인체는 숙면에 필요한 호르몬을 분비 시킨다.

게다가 숙면을 취하면 지친 근육이 복구되고, 뇌화학물질이 균형을 회복 하고, 이튿날을 훨씬 활력 있게 보낼 수 있다는 이점을 얻는다. 잠이야말로 자연이 제공하는 궁극적인 스파 치료라 불러도 좋을 것이다. 잠과 비만 간 의 관계가 과학계의 가장 뜨거운 감자 중 하나인 것도 놀라운 일이 아니다. 이에 관해서는 수칙 19에서 더 자세히 살펴볼 것이다.

수칙을 지키는 방법

이 수칙을 준수하는 방법은 여러 가지다. 잠자리에 들기 3시간 전부터는 아 무것도 먹지 않기, 오후 8시 이후로는 먹지 않기, 저녁식사 이후로는 먹지 않기 중에서 무엇을 선택하느냐는 여러분 마음이다. 어떤 방법을 선택하든 몸은 그에 반응할 것이다.

5시간 이상 연료 공급이 이루어지지 않으면 인체는 체내 지방과 당을 태 우기 시작한다. 다시 말해, 저녁을 오후 8시에 먹었다면 몸은 새벽 1시부터 체내 지방을 태우기 시작한다는 것이다.

한밤중에 주전부리 대신 할 수 있는 재미난 일들 /

- 〈다이하드〉를 다시 본다. …두 번 보고 세 번 본다. 절대 실패할 일 없는 영화가 바로 〈다이하드〉다.
- 페이스북에서 학창시절에 사귀었던 옛 여자 친구를 찾아 집적댄다.
- 새로 산 카메라의 사용설명서를 읽는다. …초점을 맞춰 셔터를 누르는 것보다 훨씬 많은 것을 배울 수 있을 것이다.
- 다음번에 라스베이거스에서 거창하게 즐길 총각파티를 위해 여행사 웹사이트를 검색한다. 라스베이거스에서 과연 어떤 모험이 펼쳐질지 상상해보자.
- 살이 쪘을 때 입던 옷을 모두 꺼내 박스에 담고 그 위에 큰 글씨로 '큰 옷'이라 적어라.

- 〈철목련^{Steel Magnolias}(1989년에 개봉된 영화로 줄리아 로버츠 출연작)〉을 다시 본다. …티슈는 미리 챙겨둘 것.
- 페이스북에서 고등학교 시절 단짝친구를 찾아 우정을 되살린다.
- 새로 산 스마트폰의 사용설명서를 읽고, 여러분이 얼마나 유용하고 많은 기능을 안 쓰고 있었는지 깨닫는다.
- 다음번에 여자 친구들끼리 라스베이거스에서 즐길 주말 여행 또는

스파 여행을 위해 여행사 웹사이트를 검색한다(남성용과 동일).

• 남성용 규칙대로 옛날 옷을 모두 박스에 담아 치운 다음, 라스베이거
스 스파 여행에 입고 갈 새 옷을 마련하기 위한 쇼핑에 나선다.

★ 허기진 것을 참고 잠자리에 들기가 너무 어렵다면, 일단 작은 것부
터 실천해보자. 첫 달에는 일주일에 하룻밤만 배고픈 채 잠자리에 드는
것이다. 단 하룻밤만 말이다. 그날을 지정해 달력에 표시해두는 식으로
미리 계획을 세워두자. 다음 내용을 쪽지에 적어 냉장고 문 위에 붙여놓
자.

1. 이 문을 열기 전에 내가 정말로 원하는 것이 무엇인지 되물어보자.

(숙면? 친구? 모든 일이 잘 풀리리라는 확신?)

2. 이 점을 명심하자. "군것질은 내일 밤에도 할 수 있다."

규칙을 준수하면 자신에게 상을 주는 포상제도도 마련해두자. 하룻밤
금식에 성공하면 마사지를 받으러 가거나, 영화를 보러 가거나, 새 구두
를 한 켤레 사자고 자기 자신과 약속하는 것이다.

그래, 새 구두! 바로 그거다!

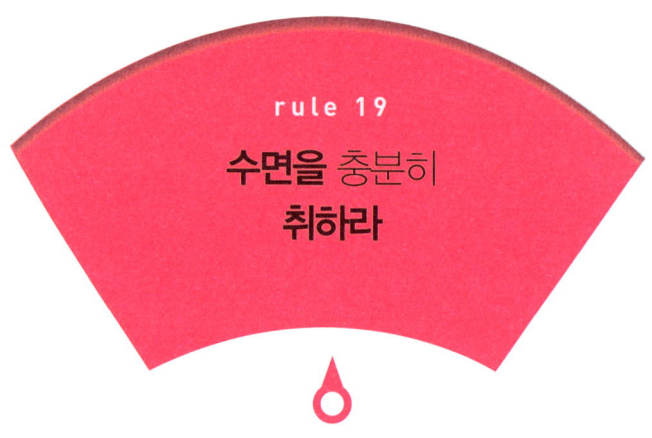

수면을 충분히 취하라

하루에 8시간은 잠을 자야 한다는 것은 일부러 무슨 교재를 뒤져야 나오는 말이 아닌, 우리가 상식처럼 알고 있는 바다. 잠을 자는 동안 우리의 몸은 자기치유 과정을 거친다. 체육관에서 뛰고 땀 흘렸던 노력도 잠자는 동안 서서히 근육으로 전환된다. 잠은 여러 과잉활동 두뇌 시냅스가 산소를 새로 공급받고 안정을 취할 기회를 제공한다. 그래서 푹 자고 나면 상쾌한 기분이 드는 것이다.

하지만 나는 수면 역시 여기 제시된 다른 규칙과 똑같은 비중으로 생각하기를, 다시 말해 여러분의 체중감량 프로그램의 일부로 간주하기를 바란다. 단백질, 섬유질, 통곡물, 지방만큼 중요한 것이 바로 수면이기 때문이다.

그러나 이를 실천하기란 말만큼 쉽지 않다.

왜냐하면 수면은 과체중이 아닌 사람에게도 어려울 수 있는 문제이기 때문이다. 잠드는 일은 나이가 들수록 더 어려워진다. 이는 주로 인체가 숙면에 필요한 호르몬 생산을 멈추기 때문이다. 여기에 현대 생활의 과도한 자극을 보태면 불면이라는 유행병에 걸릴 수밖에 없는 레시피가 만들어진다. 일부 전문가들은 미국인의 약 20퍼센트가 충분한 수면을 거의 취하지 못한다고 추정한다. 그리고 의약업계 역시 이를 해결할 효과적인 약품을 만들기 위한 노력을 기울여왔다. 수면은 중요한 만큼 곤란한 문제이기도 하며, 나도 지금껏 수면 때문에 종종 골머리를 앓는다.

과체중이거나 비만인 사람의 경우에는 또 다른 문제가 수면을 방해할 수 있다. 비만한 사람은 무호흡증에 걸릴 수 있다. 과도한 체중이 공기의 흐름을 차단해 심한 코골이와 호흡곤란을 야기하는 것이다. 별일 없으면 이는 낮 동안의 만성적인 피로를 유발하는 데 그친다. 그러나 최악의 경우에는 심각한 심근경색 위협이 제기되기도 한다.

최근 시카고 대학교에서 진행한 연구에 따르면, 수면양상을 크게 방해받을수록 이튿날 섭식통제력을 잃을 가능성이 높아진다고 한다. "수면과 각성 시간의 균형 변화는 인간이 섭취하는 음식의 양과 구성, 배분을 변화시킬 수 있다. 현대인들의 수면부족이 과도한 열량 섭취 문제를 심화시킬 수 있다는 뜻이다."

이 말은 곧 무슨 뜻일까? 여러분이 결국 고칼로리 음식으로 주전부리를 하게 되리라는 뜻이다. 그리고 살이 찌는 것은 시간문제일 것이다.

남성은 특히 수면에 관심을 기울여야 한다. 연구 결과에 따르면, 수면 박탈은 여성보다 남성을 더 식탐과 체중증가에 취약하게 만든다. 이는 이 책의 공저자 그레그의 아내가 '다이어트 하는 여성들이 누리는 유일한 사회적정의'라고 표현했던 바다. 맞는 말이다.

잠을 잘 잘 수 있는 방법

정확히 어떻게 해야 잠을 더 잘 잘 수 있는지는 사실 미지수지만, 여기에서는 내가 효과를 본 몇 가지 일반 원칙을 소개하겠다.

1. 오후 8시 이후로는 알코올을 피한다. 흔히 잘못 아는 상식 중 하나는 알코올이 억제제depressant이기 때문에 술을 마시면 더 푹 잘 수 있으리라는 것이다. 그러나 늦게까지 진탕 마시고 취해본 사람은 알겠지만 실상은 그렇지 않다. 알코올은 형태만 다른 일종의 설탕일 뿐이고, 설탕은 수면 유지에 필요한 낮은 신진대사 상태를 교란시킨다.

2. 오후 3시 이후에는 커피, 차, 기타 다른 흥분제stimulant 섭취를 피한다. 흥분제는 말 그대로 흥분 효과를 발휘하기 때문이다.

3. 수면보조제와 수면제 복용의 장단점에 관해 의사와 이야기를 나눠보자. TV에 나오는 처방약 광고 카피를 그대로 읊으려는 게 아니다. 다만 나는 (a) 시중에 나와 있는 각종 수면촉진제를 여러분이 자의적으로 사용하는 것에 반대하지는 않지만 (b) 여러분이 그 결정 과정에 적극적으로 관여하기를 진심으로 바란다는 점을 확실히 하고 싶을 뿐이다. 수면에 관해 공부하자. 메릴랜드 대학교 수면장애연구소Sleep Disorders Institute 웹사이트 www.umme.edu/sleep/adult_sleep_dis.htm를 참조하라.

4. 배가 고파서 잠들지 못하는 것이라면 채소나 섬유질 함량이 높은 과일을 먹어라. 카모마일 차나 길초근Valerian root 차를 마시는 것도 좋다.

5. 숙면을 위한 스파 프로그램을 직접 만들어보자. 아로마 비누로 목욕을 하고, 백

색소음 기계white noise machine를 구입해 틀어놓고, 관자놀이 양쪽과 코밑에 라벤더 오일을 살짝 발라보는 것이다.

6. 침실에서는 전등은 물론 TV나 라디오, 컴퓨터를 모두 꺼버리자. 침실의 용도는 오직 두 가지뿐이며, 그중 하나는 바로 수면이다.

7. 숙면할 수 있도록 몸을 준비시키자. 명상하는 방법을 배우거나 간단하고 편안한 요가 자세를 취해보는 것도 좋다. 그럼 안녕히 주무시길!

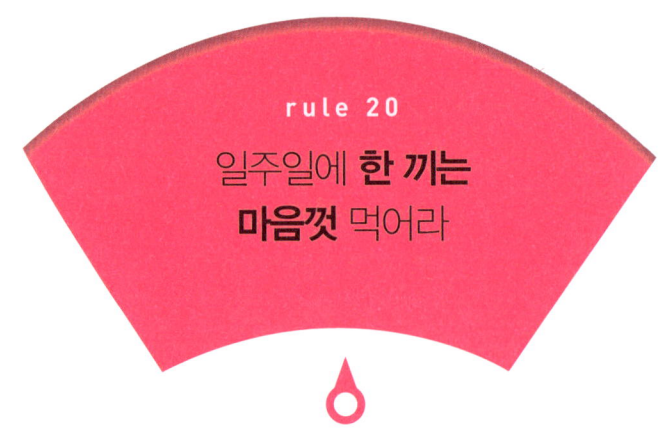

rule 20

일주일에 **한 끼**는
마음껏 먹어라

"내가 스스로 결정을 내릴 권한을 발휘할 수 있다는 생각이 좋습니다. 설령 나쁜 결정을 내리더라도 그 결정 과정을 담담히 즐기고, 좋은 결정을 내렸다면 즐거워하되 다음번엔 실수를 저지를 수 있다는 사실을 받아들이는 거죠."

– 〈도전! 팻 제로〉 시청자, 샌안토니오 거주

"매주 한 번은 포식할 필요가 있다고 믿고 있습니다. 한 번 포식을 하면 남은 일주일 동안 규칙대로 생활하는 것이 쉬워지고, 진행 중인 식사 프로그램이 일종의 '다이어트'(일시적인 해결책)가 아니라 변화된 생활양식으로 확립되는 것이 가능해지며, 수년 동안 저를 괴롭혀왔던 폭식증적 사고방식을 제거해버리는 데에도 도움이 되기 때문이죠. 저한 테는 정말 효과가 있었어요. 지금까지 약 9.5킬로그램을 감량했고, 아무 생각 없이 주전부리하던 버릇과 폭식 욕구도 떨쳐버릴 수 있었습니다."

– 〈도전! 팻 제로〉 시청자, 로스앤젤레스 거주

"핵심은 하루쯤 고삐를 늦추고 포식할 날을 미리 계획해놓는 겁니다. 하지만 이 포식도 분명 합당한 범위 안에서 이루어져야 해요. 외식을 하겠다고 찾은 식당에서 폭식을 하고 지난 일주일간 달성해놓은 것을 몽땅 무효로 만들어서는 안된다는 거죠. 포식의 의미는, 가령 흰 파스타를 먹고 싶은데 평소에는 먹을 수 없다면, 포식하는 날 바로 그것을 먹을 수 있다는 데 있습니다. 하지만 그때도 먹는 양은 적정 1인분으로 제한해야 합니다. 그동안 참아온 좋아하는 디저트를 먹는 것도 가능합니다(다시 말하지만, 이번에도 섭취량만큼은 1인분을 넘기지 말아야 해요!). 이를 잘 실천하는 사람이 있는 반면, 어떤 사람들은 실수를 하기도 합니다."

– 〈도전! 팻 제로〉 시청자, 휴스턴 거주

이 규칙을 처음 주창했을 때 나는 그야말로 집중포화를 받았었다. 사람들은 내가 여러분의 오랜 폭식 습관과 다를 것이 없는, 좋지 않은 행동 패턴을 독려하고 있다고 생각한 것이다.

그리고 과연 무엇이 '고삐를 늦춘 식단' 또는 포식 식단이 될 수 있느냐에 대한 사람들의 의견 역시 각양각색이었기 때문에, 나는 몇 가지 실제 사례를 들어 보여줘야 했다. 놀라운 것은 체중을 감량한 사람들 대부분은 내 주장을 어렵지 않게 납득한다는 사실이다. 이는 팻 제로 행동수칙을 따라온 사람에게는 실상 그렇게 복잡하지도 않은 일이다.

포식하는 날을 단 한 단어로 간추려 설명하면, 그 단어는 바로 '계획'이 될 것이다.

충동적인 폭식과는 달리 포식 메뉴는 기존 식단에 포함된 것으로 구성된다. 어떤 일을 미리 계획하면 통제력을 발휘할 수 있다. 또 자기통제 아래 포식을 하면 먹고 나서 낭패감을 느낄 일도 없을 것이다. 폭식 → 수치심 → 다이어트 → 폭식으로 이어졌던 오랜 패턴도 이로써 종지부를 찍게 된다.

포식할 때 유념해야 할 규칙에는 다음과 같은 내용이 있다.

- 팻 제로 행동수칙에 따라 최소한 2주를 생활한 이후에 포식을 계획하자.
- 포식은 일주일당 한 끼(아침이든, 점심이든, 저녁이든)에 그쳐야 한다. 하루 온종일을 포식일로 삼아서는 안된다!
- 먹기 전에 칼로리를 계산해 기록해두자.
- 레드와인을 제외하고는 그 어떤 액상 칼로리도 들이켜서는 안된다. 달콤한 음료 없이 식사하는 데 익숙해져야 한다.
- 기름진 것을 먹을 것이냐, 양으로 승부할 것이냐 사이에서 결정을 내려라. 금지된 음식을 먹고 싶어 애가 타는가(단, 패스트푸드는 이 경우에도 먹을 수 없다!), 아니면 원래 먹던 음식을 양껏 먹고 싶은가, 또는 이 둘을 조합한 옵션을 원하는가? 이에 대한 답을 기억했다가 일간 식단 위에 적어놓자. 굶주릴 때 자신이 무엇을 찾게 될지를 알 수 있는 좋은 지침이 될 것이다.

- 포식하기에 가장 좋은 시간대는 아침과 점심이다. 저녁에 포식을 해야 한다면 식사시간은 오후 7시 이전이어야 한다(외식을 할 예정이라면, 6시에 예약을 해두자).
- 포식 전에는 큰 컵으로 물을 한 잔 마셔라. 식당에서는 물만 주문하고 빵은 사양하자.
- 외식을 할 생각이라면 인터넷으로 그 식당의 메뉴를 먼저 살펴보고, 식사 계획을 짜놓은 상태에서 식당에 도착하도록 하자.
- 패스트푸드점의 유혹에 굴복해 포식 식사를 망쳐서는 안된다. 적색 식품을 섭취하자. 바비큐는 집에서 만들어 먹자. 새로운 레시피를 실험해보자. 여러분은 삶을 변화시키는 중이며, 삶을 변화시키려면 먼저 라이프스타일을 바꿔야 한다는 점을 잊지 말자.
- 함께 식사하는 사람 없이 혼자 앉아 포식해서는 안된다.

THE SKINNY RULES

STEP 2
팻 제로 이정표

지금까지 여러분은 팻 제로 행동수칙, 언제든 믿고 의존할 수 있는 체중감량 원칙에 대해 알아보았다.

즉 여러분은 곤경에 처했을 때 어떻게 대처해야 하는지를 알게 된 것이다. 재니(미국 텍사스 주에 있는 멕시코 요리 전문점 재니스^{Janie's}를 빗댄 표현)가 오늘 저녁식사로 타코라이스를 준비했는데 그날은 포식이 계획된 날이 아니라고 해보자. 여러분은 이렇게 되뇌어야 한다, 재니스 카사 노 에스타 부에노(재니네 식당은 좋지 않겠어)! 규칙 4를 기억하자!

출근시간이 촉박해 아침은 회사에서 때워야겠다는 생각이 들 즈음에는 규칙 14를 되새기자. 반드시 뭔가 영양가 있는 것을 먹고 집을 나서야 할 뿐만 아니라, 그날 밤 자기 전에는 알람을 좀 더 이른 시간으로 맞춰놓자.

한마디로, 미심쩍은 상황에서는 반드시 규칙대로 행해야 한다. 처음에는 그런 식의 생활이 갑갑하게 느껴질 수 있지만, 몇 주만 지나면 팻 제로 행동수칙이 습관으로 자리 잡아 의식적으로 규칙을 떠올릴 필요조차 없어질 것이다. 행동수칙은 여러분의 제2의 천성이 될 것이다. 장담한다. 내 규칙은 〈도전! 팻 제로〉 참가자들과 내 클라이언트들을 실망시킨 적이 없었고, 여러분 역시 실망시키지 않을 것이다.

대부분의 다이어트 서적 제2장은 저자들이 이런 이야기를 하는 장이다. "하지만 걱정하지 마시라! 탐식가라고 해서 세상의 종말이 왔다고 느낄 필요는 없다! 이제 소개할 다이어트 식단은 다채롭게 구성돼 있다. 매일 똑같은 것만 먹지 않아도 된다. 보라, 오메가3가 함유된 라임 젤리 파르페 레시피를!"

그러나 현실은 그리 녹록지 않다. 체중감량, 그리고 감량한 체중을 유지하는 일은 단조로울 수밖에 없다. 어째서 그런가? 왜냐하면 (특히 다이어트 초반에는) 무엇을 어떻게 먹어야 할 것인가에 관한 몇 가지 강경한 내적 믿음(다시 말해, 습관)을 확립해야 하고, 오메가3가 함유된 라임 젤리 파르페를 만드는 방법에 혹해서는 그런 마음가짐을 갖추기가 어렵기 때문이다. 그러나 그 기간만 버티면 여러분은 지금보다 더 가뿐해진 몸에 강단도 생기고 자신감도 더 늘어나 있을 것이다. 지금으로서 여러분이 해야 할 일은 꼭 나처럼만 먹는 것이다.

잊지 말자. 우리는 여러분의 삶을 변화시키려 한다. 그리고 삶을 변화시키려면 제일 먼저 여러분의 라이프스타일을 변화시켜야 한다.

팻 제로 이정표는 다섯 섹션으로 구성돼 있다. 일단 성공을 위해 준비를 갖추고 이어질 4주 동안의 계획을 정비하기 위해 해야 할 일에 관해 짤막하게 설명한 뒤, 4주간의 식단 안을 제시할 것이다. '성공을 위한 준비'부터 읽어보자. 이 글에서는 여러분이 부엌에 재워두어야 할 것, 처음부터 냉장고 눈높이에 진열해두면 좋을 음식, 기타 등등의 목록을 다룰 것이다. 이 글을 허투루 넘기지 말자.

4주간의 식단 계획은 여러분이 가장 결정적인 기간인 첫 주를 헤쳐나갈 수 있게 도와줄 것이다. 제시된 식단이 지나치게 소박하다고 느껴질지 모른다. 처음 2주는 그렇다. 그러나 줄곧 말했듯이 나도 인정 있는 사람이다. 도저히 못하겠다 싶으면 저강도 전략을 채택하자. 그리고 식단이 어떻게 바뀌어나가는지를 보라. 식단은 아주 천천히 느슨해질 것이며, 시간이 지남에 따라 여러분에게 (양적으로든 질적으로든) 더 많은 것을 허용할 것이다. 자신감을 갖자! 이 4주라는 기간은 여러분의 팻 제로 인생의 제1막이 될 것이다.

여러분은 분명 체중을 크게 감량하고 컨디션도 훨씬 좋아질 것이며 앞으로도 이 규칙을 계속 따르고(기억하자, 이 규칙은 제2의 천성이 될 것이다), 또 그렇게 하기 위해 매일같이 조언을 들을 필요도 없어질 것이다.

식단에 관한 몇 가지 도움말

첫째, 매끼의 옵션은 일관적인 패턴을 따른다. 즉 항상 단백질이 들어가고(가끔은 비동물성 단백질로. 규칙 12를 보라!), 항상 채소가 있으며, 가끔 과일도 포함되고, 저녁식사가 아니면 탄수화물도 들어간다(왜냐하면 여러분은 아주 허기진 상태에서 잠자리에 들어야 하기 때문이다. 규칙 18을 보자). 이 식단을 통해 여러분은 내가 규칙에서 개관한 모든 기초 영양소, 즉 충분한 단백질과 섬유질, 다량의 기타 유용한 영양소, 그리고 기력을 충전시키는 건강한 복합 탄수화물을 적당량 섭취하게 될 것이다.

둘째, 그렇다고 해서 곧이곧대로 이 식단에 따라서만 먹을 필요는 없다. 한 주 식단 내에서는 변경과 조정이 가능하며, 지난주에 먹었던 것이 맘에 들어 다시 먹고 싶다면 그 식단이나 레시피를 재사용해도 무방하다. 그러나 고작 둘째 주에 제3주나 제4주치 옵션을 사용하는 식으로 앞서나가서는 안 된다.

셋째, 여러분은 내가 권장 식단을 남녀 별개로 만들었다는 점을 알게 될 것이다. 요구르트나 딸기류, 후무스나 견과류를 언급할 때, 그 각각의 양은 식단에 표기된 바로 분명히 알 수 있다. 그러나 내가 어느 레시피 하나를 언급한다면, 여러분은 각자에 맞는 1인분이 어느 정도인지를 직접 계산해야만 한다. 이 계산은 바로 성별을 기초로 이루어진다. 남자는 일일 칼로리 섭취량을 약 2000칼로리로 유지할 필요가 있고, 여자는 1200칼로리를 목표로 삼아야 한다. 남녀를 차별하려는 것이 아니다. 이것은 자연의 법칙이다. 남자는 더 많은 열량을 필요로 한다. 불공평하게 느껴지는가? 그럴 수 있다. 하지만 인생이란 원래 불공평한 것이다. 하던 얘기나 계속해보자.

넷째, 특별한 언급이 없는 한 여러분은 규칙에 따라 조리했다는 조건에서, 즉 굽거나, 삶거나, 찌거나, (스프레이로 오일을 뿌려 직접) 볶거나, 날것으로 먹는다는 조건에서 채소는 먹고 싶은 만큼 양껏 먹을 수 있다. 하퍼사이즈로 즐기시라! 다시 한 번 말하지만, 다량의 기름에 볶아낸 것, 튀김, 버터를 듬뿍 바른 채소 요리(버터를 듬뿍 바른 것은 그 어떤 것이든)는 절대 금물이다.

마지막으로, 지금 내가 수많은 지침을 제시하는 듯 보여도 이 모두는 곧 여러분의 제2의 천성이 될 것이라는 사실을 잊지 말자. 여러분은 내가 굳이 말하지 않아도 일요일 점심을 먹은 뒤에, 즉 배가 고프지 않은 상태에서 슈퍼마켓을 찾아 장을 보게 될 것이다. 내가 굳이 말하지 않아도 냉장고 눈높이에 어떤 식품을 놓아두어야 할는지 알게 될 것이다. 이것 해라 저것 해라, 하는 내 잔소리가 더 이상은 필요 없어질 것이다.

하지만 여러분 자신을 위해, 지금 당장은 내 말을 따라라!

불공평한 인생: 어째서 여자는 남자보다 체중을 감량하는 것이 더 어려울까?

내 식단에 따르면 남성은 하루 약 1500칼로리를 섭취할 수 있다. 여성에게 허용된 열량은 그보다 300칼로리 더 적다. 불공평하다, 그렇지 않은가? 그러나 사실 이는 단지 생물학적인 문제일 뿐이다. 여성은 남성보다 더 적은 열량을 필요로 한다.

심지어 남자보다 적은 칼로리를 섭취하고도 여성은 체중감량을 하는 데 더 어려움을 겪는다. 이는 여성 독자 여러분이 체중을 감량하기 어려울 것이라거나 감량하지 못하리라는 뜻이 아니다. 그러나 여러분에게 불리한 사실 몇 가지가 존재한다는 점은 알고 있어야 한다. 〈도전! 팻 제로〉에 출연했던 영양학자 셰릴 포버그Cheryl Forberg는 이 주제에 대해 훌륭히 설명한 바 있고, 그녀가 그렇게 먼저 총대를 맸으니 나는 그녀가 한 말을 그대로 반복만 하겠다.

- 여성은 '감정적 섭식emotional eating'에 더 취약한 경향이 있다: 지난 2009 년 브룩헤이븐국립연구소Brookhaven National Laboratory에서는 사람들이 선호 음식에 대한 뇌 반응을 어떻게 통제하는지를 보기 위해 뇌 영상 연구를 실시했다. 뇌 반응을 더 잘 통제할 수 있었던 것은 남성 쪽이었다. 이는 어째서 여성이 체중감량에 통상 더 큰 어려움을 겪는지 설명해준다.

- 남성은 여성보다 더 경쟁적이다: 일부 연구에서는 감량한 체중에 비례해 상금을 수여할 경우 남성이 더 큰 감량폭을 보인다는 사실이 드러났다. 〈도전! 팻 제로〉의 남성 우승자 대 여성 우승자의 비율 역시 흥미로운 부분이다(우승자의 70%가 남성이었다).

- 남성의 근육량이 여성보다 더 많다: 대체로 남성이 여성보다 근육이 더 많고, 근육이 지방보다 더 많은 칼로리를 태운다는 것은 누구나 아는 사실이다. 근육 구성비가 높을수록 신진대사도 그만큼 더 활발해진다. 남성의 신진대사가 연령과 체중이 동일한 여성에 비해 3~10 퍼센트 더 높다는 사실이 몇몇 연구 결과 밝혀지기도 했다.

- 여성호르몬도 한몫 한다: 에스트로겐 같은 여성호르몬은 신진대사를 왜곡해 지방을 축적시킬 수 있다.

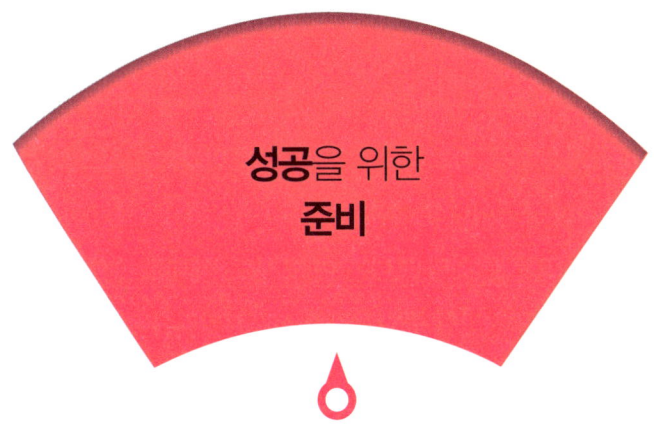

성공을 위한
준비

이제 나올 식단을 훑어보면 알겠지만(그리고 제1장에서 언급한 규칙들을 세심히 읽었다면 이미 파악했겠지만), 내 체중감량 프로그램에 포함된 네 가지 기초 식품군은 단백질, 채소, 과일, 그리고 곡물이다. 프로그램을 본격적으로 시작하기 전에, 이 네 가지 식품군에 관해 앞 장의 각 관련 규칙에서 언급한 간단한 개관 외에도 이제 소개할 몇 가지 일반 지침 및 정보를 숙지하는 것이 좋다.

  그뿐만 아니라, 나는 여러분이 성공을 위한 준비 작업으로 매주 해야 할 일 몇 가지를 개괄해보았다. 얼마간의 시간을 투자해 식단을 짜는 일은 (그리고 냉장고에 무엇을 채워둘 것인지 미리 계획하는 일은) 여러분이 스스로 먹겠다고 이야기한 것을 정말로 먹게 될 때까지 계속되어야 한다.

단백질 애호가가 되자 /

수칙 3에서 배웠듯이, 단백질을 많이 섭취하는 것은 체중감량의 비결 중 하나다. 이 규칙은 언뜻 따르기 쉬워 보인다. 무언가를 먹지 말라는 것이 아니라 더 먹으라는 규칙이니 말이다.

그러나 이론상으로는 쉬워 보이는 이 규칙도, 제대로 수행하기 위해서는 계획을 세워야 한다. 간단한 규칙이지만 성사시키려면 얼마간의 시간과 에너지 투자는 불가피한 일이다.

단백질과 관련해 만반의 준비를 갖추려면, 매주 일요일 저녁마다 다음을 수행해야 한다(물론, 토요일 저녁에 해도 무관하다).

- 최소한 달걀을 열두어 개 완숙으로 익혀 사발에 담아 냉장고 눈높이에 보관한다. 나 역시 바로 그 위치에 달걀을 두고 먹는다. 몹시 허기질 때 바로 꺼내서 껍질만 벗겨 흰자를 (그리고 가끔은 노른자도) 먹을 수 있게 한 것이다.
- 천연 견과류 버터(땅콩 버터나 아몬드 버터여야만 한다)는 냉장고 안에서도 다른 큰 그릇 뒤에 보관해, 냉장고를 열었을 때 바로 보이지 않게 하자. 4주 동안 이걸 먹을 수 없다는 것이 아니다. 단지 여러분이 다른 옵션에 먼저 손을 뻗게 하고 싶은 것이다. 견과류 버터에 무언가를 찍어 먹는 경우라면, 버터병을 무언가 큰 물건 뒤에 놓아 버터병에 손을 뻗고 싶은 마음이 덜 들게 하자.
- 170~230그램짜리 저민 생선 대여섯 조각을 각각 랩으로 포장해 냉동실에 보관하자.
- 칠면조육 약 450그램으로 미트볼을 만들어 냉장보관하자. 이 요리는

앞으로 수차례 먹게 될 것이다.

- 껍질을 제거한 닭가슴살 네 조각을 굽는다. 그중 두 조각은 깍둑썰기 해 냉장 보관한다. 샐러드에 곁들여 맛있게 먹을 수 있다.
- 저지방 또는 무지방 플레인 그리스 요구르트를 작은 용기(약 170그램 짜리) 7개에 나눠 담아 일렬로 보관하자.
- 후무스 한 사발을 만들어둔다.

다음은 여러분의 식료품 저장실을 채우고 있어야 할 항목이다. 프로그램을 시작하기 전에 한 달 동안 먹을 양을 미리 충분히 구입해놓자.

- 물을 채운 참치 통조림. 쉽게 딸 수 있는 뚜껑이 달린 캔이나 밀봉이 가능한 비닐봉지에 담긴 것이 좋다(깡통따개가 필요한 용기는 손을 벨 위험이 있다! 손가락으로 딸 수 있는 캔을 골라 괜히 피를 보는 일이 없도록 하자.)
- 콩 통조림. 흰콩, 검정콩, 병아리콩, 강낭콩 통조림에 한한다(가능하면 저염 통조림을 고르자).
- 말린 편두콩 몇 봉지. 일부 매장에서는 이제 냉장식품 코너에서(종종 상추가 진열된 부근에서) 미리 쪄서 진공 포장한 편두콩을 팔기도 한다. 냉장고에 몇 주 동안 넣어두어도 상하지 않고, 여러분을 요리의 고충에서 구해줄 고마운 식품이다(차가운 샐러드 대신 따뜻한 편두콩을 먹고 싶을 때는 그냥 데우기만 하면 된다).
- 신선한 허브도 구입해두자. 파슬리, 바질, 민트는 신선한 상태에서 다양한 풍미를 제공한다. 그렇다고 미리 다져두지는 말자. 요리의 맨 마지막 단계에 다져 넣어 음식을 먹는 순간 향미를 느끼도록 하자.

채소에 관하여 /

틀림없이 여러분은 그동안 채소를 많이 섭취하지 않았을 테고, 많이 먹었더라도 주로 기름에 볶고 양념에 절인, 쓴맛이 나도록 짜고 한마디로 속이 미식거리는 요리를 섭취해왔을 것이다. 이 습관은 이제 바꿔야 한다. 지금 당장 말이다.

수칙 17에서 채소 섭취량을 늘려야 하는 기본적인 이유를 검토했으니, 여기에서는 다른 무엇보다 채소를 구입하고 준비하는 방법에 초점을 맞추도록 하자. 이제 언급할 내용은 '채소 규칙'이라 불러도 무방할 것이다.

- 품질 측면에서는 돈을 아끼지 말자. 신선한 것이든 냉동제품이든 간에 조금 비싸더라도 질 좋은 시금치를 사는 것은 가치 있는 일이다. 질 좋은 채소가 맛도 더 좋다.
- 품질을 판별하기 어려울 때는 유기농 채소를 고르거나 이미 말했던 것처럼 "선택적으로 유기농 제품을 구입하라." 내가 유기농 제품을 택하는 것이 가치 있다고 판단한 식품 목록은 앞에서 소개했었다.
- 모험심을 발휘해 새로운 채소 섭취를 시도해보자. 채소 종류가 얼마나 다양한지 알면 놀랄 것이다. 채소를 먹으면 행복해진다. 나처럼 말이다. 내가 포식을 허락하는 채소 목록, 그리고 그보다는 좀 더 인색하게 즐겨야 하는 채소 목록이 아래에 있다.
- 대부분의 채소는 냉장고의 채소 칸에 보관하자. 단, 냉장보관하지 말아야 할 것은 토마토, 고추, 고구마, 시금치, 그리고 양파다. 이런 채소들은 큰 사발에 담아놓으면 근사해 보이고, 차지 않을 때 먹어야 더 맛이 좋다.

언제든 원하는 만큼 먹어도 되는 채소

아티초크/루콜라arugula(배추과 식물로 약간 씁쓸하고 향긋한 정통 이탈리아 채소. 주로 샐러드용으로 쓰임)/아스파라거스/피망/청경채/브로콜리/브로코플라워broccoflower(브로콜리와 콜리플라워의 교배종)/브로콜리니/브로콜리 라베/브로콜리 로마네스코broccoli romanesco(로마 콜리플라워라고도 하며 콜리플라워의 일종)/야생 브로콜리wild broccoli(배추속 식물로 브라시카 올레라케아(Brassica oleracea)라고도 하며 브로콜리, 양배추, 자주양배추, 방울양배추, 줄기양배추, 녹색꽃양배추, 케일, 콜리플라워 등이 여기에 포함된다)/방울다다기양배추Brussels sprout/양배추/콜리플라워/근대/배추/콜라드 그린collard green(케일의 일종)/오이/무/가지/펜넬fennel(소스, 스튜 등과 생선이나 육류의 부향제로 사용하는 줄기채소)/큰다닥냉이garden cress/청대콩/히카마jicama(열대 미대륙산 콩과의 하나. '멕시코 감자'라고도 불리는 뿌리는 샐러드용)/케일/콜라비kohlrabi(양배추과 채소의 하나)/고마츠나komatsuna(일본산 겨자 시금치(원주), 우리나라에서는 '비타민'이라고도 알려져 있는 채소)/리크leek(큰 부추같이 생긴 채소)/상추/미즈나mizuna(수채水菜라고도 하는 겨자과의 일본 채소)/버섯/겨자잎/양파/래디시radish/시금치/토마토/노란 여름 호박yellow summer squash/물냉이/주키니zucchini(오이 비슷한 서양호박)

오후 2시 이전에 섭취하되 반 컵 이상은 먹지 말아야 할 채소

비트beet(사탕무)/당근/파스닙/호박/루타바가rutabaga(순무의 일종으로 스웨덴 순무라고도 함)/고구마(와 얌)/순무/겨울호박(버터넛 스쿼시, 도토리 호박acorn squash, 허버드 호박Hubbard squash)

일주일 내내 채소를 간편히 요리해 먹을 수 있도록 주말마다 여러분이 미리 해두어야 할 일은 다음과 같다.

- 페르시안 오이 한 접시를 냉장고 속 눈높이에 보관하자. 얼마나 쉬운가!
- 좋아하는 각종 녹색 채소와 샐러드 채소를 큰 비닐봉지 7개에 나눠 담고 밀봉해 냉장고에 보관한다. 이걸로 무엇을 하겠는가? 이제 변명할 여지는 완전히 사라졌다. 7일간 먹을 샐러드가 드레싱만 빼고 벌써 완성돼 있지 않은가!

몇 가지 채소를 미리 조리해놓고 새로운 조리방법을 시험해보는 데 주말만큼 좋은 시간은 없다.

- 구운 채소 요리에 도전해보자. 레시피 섹션에서 몇 가지 지침을 찾을 수 있을 것이다. 구이 요리가 만들기 쉽고, 맛도 좋고, 다 먹은 뒤 설거지하기도 쉽다는 사실을 여러분은 알게 될 것이다. 주말 동안 구워놓은 채소는 차게 먹든 데워 먹든 간에, 일주일 내내 맛있게 먹을 수 있다. 최소한 고구마 작은 알 서너 개라도 깍둑썰기해 밀폐 봉지에 담아 냉장 보관해두면, 주중 아무 때나 꺼내서 바로 구울 수 있다.
- 채소를 구이용 팬에 담아 레인지에 올려 구워보자. 내가 개인적으로 좋아하는 요리는 그슬린 청대콩이다. 윗부분을 간단히 손질해 반으로 부러뜨린 콩깍지를 뜨겁게 달군, 바닥이 묵직한 팬에 한 겹으로 깔고 이따금 뒤집어가며 약 8분간 익힌다. 콩은 살짝 검어질 정도로 익히는데, 여기에 약간의 드레싱만 더하면 요리가 완성된다.
- 채소 찜을 시도해보자. 가벼운 드레싱만 얹어 바로 먹을 수 있는 훌

륭한 요리다. 단, 너무 오래 쪄서 물컹하게 만들지 않도록 주의하자. 요리가 완성되었는지 가늠하기 힘들다 싶을 때는 일단 불을 끄고 보라!

준비의 위력

늦게까지 일을 하고 집에 들어간 적이 있었다. 허기지고 지쳐 있었다. 폭식 유발 위험지대 두 곳에 양발을 딛고 있었던 셈이다. 그러나 그때 나를 구원해준 비밀의 은총이 있었으니, 그건 바로 '준비'였다. 우리 집 냉장고에는 미리 썰어놓은 샐러드 채소가 큰 봉지로 하나 가득 준비돼 있었고, 그래서 나는 채소를 사발에 담아 내가 좋아하는 갈레오^{Galeo} 드레싱(미소 드레싱으로 유명한 브랜드)을 뿌리고 지난 주말에 미리 조리해둔 닭고기 조각을 그 위에 얹기만 하면 되었다. 여기에 그치지 않고, 나는 앞에서 언급한 장황한 목록에 포함된 채소(오이, 피망, 토마토, 붉은 양파)를 양껏 썰어 같이 섞었다. 긴 하루를 보낸 끝에 내게 남은 여유 시간은 많지 않았지만, 샐러드를 준비하는 데는 단 몇 분밖에 걸리지 않았다.

채소와 단백질 식품을 미리 썰어 봉지에 담아놓는 것은 체중감량 프로젝트를 성공시키기 위한 기반을 마련하는 일이다. 그리고 이 같은 식단에 다소 낯선 채소를 더하는 것도 주저하지 말자. 결국에는 좋아하게 될 새로운 채소 조합을 찾아내는 일을 하나의 모험처럼 여기자!

과일은 신선한 것으로!

첫 주 식단에는 딸기류와 사과 외에는 과일이 많이 포함돼 있지 않다는 사실을 알게 될 것이다. 그것은 과일이 섬유질 함량이 높은 만큼(특히 딸기류와 사과에 섬유질이 많다) 단맛이 과한 종류도 있기 때문이다. 우리에게 우선 중요한 일 가운데 하나는 단맛에 길들여진 습관을 벗어던지는 것이다.

하지만 나도 인정 있는 사람이다! 원론적으로 과일은 마음껏 먹어도 좋다. 다만, 과일 주스만은 멀리하자. 칼로리를 들이켜서는 안된다는 사실을 잊지 말자. 물론 무설탕 과일 주스도 있지만 이를 마신다고 해서 생과일로 섭취할 수 있는 섬유질을 얻을 수 있는 것은 아니다.

나는 또한 여러분이 건포도, 말린 크랜베리, 말린 체리, 말린 살구, 말린 망고…등등의 건과일류도 멀리하기를 바란다. 건과일은 한마디로 쪼그라든 설탕 폭탄이나 마찬가지다! 포도 한 알과 건포도 한 알은 칼로리가 같지만(3.5칼로리), 포도 한 컵은 60칼로리인 반면 건포도 한 컵은 400칼로리라는 점을 기억하자. 건과일에는 절대 손대지 않겠다고 마음먹으면 문제는 해결된다. 과일은 오직 신선한 것만 먹도록 하자!

내가 좋아하는 과일

블루베리 앞 장을 주의 깊게 읽은 사람이라면 여러분이 매일같이 딸기류를 섭취하는 것이 내 소원이라는 것을 눈치 챘을 것이다(수칙 6 참조). 딸기류 중에서도 블루베리는 정말 환상적인 과일이다! 한 컵 분량에 섬유질이 3.6그램이나 들어 있다. 나는 항상 손이 잘 닿는 곳에, 최소한 냉장고 속 눈높이에는 블루베리를 한두 봉지 보관해둔다. 유기농을 고르는 것이 좋을까? 그렇다.

사과 수칙 6의 또 다른 지침은 사과를 매일 먹으라는 것이었다. 사과에는 섬유질 역시 풍부하기 때문에 하루에 사과 한 알을 챙겨 먹는 것은 수칙 5를 준수하는 것이기도 하다. 중간 크기의 사과를 얇게 썬 것 한 컵 분량에서는 3그램의 섬유질을 얻을 수 있다. 사과를 담은 사발을 주방 카운터에 올려놓고, 허기가 질 때 냉장고 문을 여는 대신 거기 놓인 사과를 집어 먹자. 1인분은 사과 1개다. 후지사과는 탁월한 선택이다. 또는 그라벤슈타인Gravenstein이나 아칸소블랙Arkansas Black처럼 최근 다시 인기를 얻어 생산자 직거래 장터나 고급 식품점에 등장하기 시작한 맛 좋은 전통 종자들을 시도해보는 것도 좋다. 유기농을 구입해야 할까? 유기농도 좋고 유기농이 아니어도 좋다(유기농 사과는 일부러 구입할 만한 가치가 있다고 생각하지만, 유기농만을 구입하라고 주장할 생각은 없다).

딸기 한 컵 분량의 생딸기에는 2.9그램의 섬유질이 들어 있다. 달게 먹겠다고 설탕그릇을 찾지는 말자! 설탕 대신, 저열량으로 단맛을 더할 수 있는 몇 가지 방법을 시도해보자. 발사믹 식초와 후춧가루, 레몬즙을 약간씩 첨가하는 것도 한 가지 방법이다. 유기농을 구입하는 것이 좋을까? 그렇다.

아보카도 중간 크기의 아보카도 하나에는 내가 권장하는 하루 섭취 섬유질의 54퍼센트에 해당하는 13.2그램의 섬유질이 들어 있다. 하지만 그 섬유질을 섭취하겠다고 한 알을 통째 다 먹어서는 안된다. 아보카도는 하루에 4분의 1쪽이 정량이며, 그것만으로도 섬유질 하루 섭취량을 채우는 데는 큰 도움이 된다. 레몬즙을 뿌리면 향미가 배가된다. 포식이 잡힌 날에는 과육에서 씨를 제거하고 그 자리에 발사믹 식초를 넣어 먹어보자! 유기농을 사는 게 좋을까? 선택적이다.

바나나 중간 크기의 바나나 하나에는 하루 권장 섬유질의 12퍼센트인 3.1그램의 섬유질이 들어 있다. 작은 바나나 1개 또는 큰 바나나 반쪽이 여러분의 하루 정량이다. 유기농을 사야 할까? 선택적이다.

새로운 곡물 /

시리얼이든, 파스타든, 빵이든, 쌀밥이든 간에 곡물은 정확히 말해 여러분의 친구가 못 된다. 최소한 여러분의 허리 사이즈의 친구는 아니다. 여러분도 그 이유를 알 것이다. 우리는 이에 대해 수칙 4에서 이야기했고, 여러분이 정백한 곡물을 전부 포기해야 하는 이유도 바로 거기에 있었다. 물론, 이는 쉽지 않은 도전이다. 하지만 이제 여러분은 팻 제로 행동수칙에 아주 잘 부합하는 새로운 종류의 곡물을 먹게 될 것이다.

이제 제시할 목록은 식료품 저장고에 재워놓고 주말 동안 조리 준비를 해두어야 할, 그리고 마침내는 식단에 등장시켜야 할 식품의 마지막 목록이다.

- 전자레인지용 포장에 담긴 현미를 구입하자. 이미 수칙 3에서 현미의 상대적인 가치(백미보다는 낮지만 그래도 그리 훌륭하지는 않은)에 대해 이야기했으니, 여러분은 내가 현미를 매일 먹을 만한 식품으로 여기지 않는다는 것을 알 것이다. 그래도 현미를 먹어야 한다면 최소한 너무 많이 먹지는 않도록 하자. 1인분을 담은 전자레인지용 포장 제품을 구매하자. 이는 2분의 1컵 분량이며 열량은 120칼로리, 지방은 없고 섬유질 함량은 2그램이다. 맛도 좋다. 이런 제품을 사면 생활이 한결 수월해진다.

- 통밀 파스타를 양껏 구비해두자. 파스타 1인분 용량을 가늠하는 방법은 이미 설명했다. 즉 건면 상태로는 약 57그램이 정량이고, 스파게티를 만든다면 면을 쥐었을 때 10센트짜리 동전 하나 크기인 것이 적당하다. 그리고 많이들 간과해온 방법으로, 여러분은 파스타를 포장에 적힌 지침보다 1분 덜 끓여(나중에 다시 데울 때 그 마지막 1분이 채워

지기 때문이다), 물기를 빼고 식혀서 1인분씩 봉지에 담아 밀봉해둘 수 있다.

- 파로를 한두 상자 구입하자. 앞에서도 이야기했지만, 파로는 수 세기 동안 이탈리아에서 사용돼온 통곡물이다. 여러분은 이를 쌀처럼 조리해 사용할 수 있다. 반숙된parboiled 제품을 사자. 이탈리아 식료품점이면 어디에서든 살 수 있다. 온라인사이트도 여러 곳 있다(참고자료 참조). 이런 제품은 값이 조금 더 나가지만 그만한 투자가 아깝지 않다. 조리해서 2분의 1컵씩 비닐봉지에 담아두자. 이만한 분량이 내는 열량은 120칼로리다.

- 보리를 구입하자. 보리 운운하다니, 마치 건강식 옹호론자가 하는 말처럼 들릴 것이다. 하지만 이 대단한 곡식을 놓치지 말자! 값도 저렴하고 맛도 환상적이다. 반숙된 제품을 사거나 시간을 좀 투자해 미리 조리해두자. 그저 포장에 기재된 지침대로 조리한 다음 봉지에 담아 밀봉해두면 된다. 1인분 분량은 조리된 상태에서 2분의 1컵. 그 이상은 금지다.

- 식료품 저장고에 퀴노아를 준비해두자. 퀴노아는 정확히 말해 씨앗의 일종이고, 그 견과류적인 향미 덕분에 세계 유수의 요리사들에게 인기를 끌고 있다. 조리하기도 쉽다. 그저 깨끗이 씻어 헹군 다음 (포장에 기재된 양의) 물에 20분 동안 끓여내 다시 헹구면 된다. 1인분 분량은 2분의 1컵이다. 하루 이틀 지나면 물러질 수 있으니 한 번에 너무 많은 양을 조리하는 것은 피하자.

파스타 1인분 분량

파스타 모양	건면 상태	요리된 상태
엘보 마카로니elbows	1/2컵	1컵
펜네	3/4컵	1컵
톱니 모양 라자냐 ribbed lasagna	2 + 1/2장	2 + 1/2장
스파게티	57그램	1 + 1/4컵
에그누들egg noodle	1 + 1/4컵	1 + 1/4컵

기타 곡물 준비 요령

- 각종 채소를 약 0.6센티미터 길이로 썰어 반숙한 곡물을 데울 때 같이 넣어 익힌다. 음식의 부피가 늘어나 훨씬 많이 먹은 느낌이 들고, 영양상으로도 실제로 더 우수한 식사를 하게 된다.
- 각종 브로스를 구비해놓자. 통조림 형태로 된 저염 닭고기 브로스가 이상적이다. 브로스를 데워 채소 썬 것 약간과 각자 좋아하는 곡물 1인분을 더하면, 짜잔! 수프가 완성된다. 수프는 열량이 높지 않으면서 포만감을 느끼게 해주는 음식 중 하나라는 사실을 기억하자. 시중에는 저염 채소 브로스를 굳혀 만든 부이용 큐브bouillon cube(녹여서 육수를 만들 수 있게 한 고형 부이용)도 나와 있다.

하지만 나머지 가족들의 식사는 어떻게 해야 하나?

체중감량에 관심을 갖는 사람들 사이에서 뜨거운 감자라 할 만한 화제 하나는 군이 체중을 감량할 필요가 없는 가족 구성원에 관한 염려다. 다이어트를 시작하면 다른 가족들의 식단은 과연 어떻게 해야 할까? 내가 한 가지 해법을 제안하겠다. 여러분의 가족을 아예 팻 제로 생활수칙 가족으로 만드는 것이다! 팻 제로 생활수칙에는 정상 체중인 사람의 건강을 해칠 만한 규칙이 들어 있지 않다. 물론 다른 식구들은 아몬드 버터, 콩 요리, 스테이크, 바나나, 파스타 같은 것들을 여러분보다 더 많이 먹을 수 있다. 하지만 원래의 원칙만은 동일하게 유지하는 것이다. 언뜻 들으면 쉬운 일인 것 같다. 하지만 어린아이들이 줄곧 달라고 조르는 그 모든 간식거리를 식단에서 과감히 배제해야 한다는 문제가 있다. 이를 어떻게 해결하면 좋을까? 음식, 장보기, 건강, 아이들에 관한 한 내가 그야말로 염소고집을 부린다고 생각할까봐 겁이 나는 것도 사실이다. 핵심만 말하자. 아이들은 여러분이 무엇을 구입할 것인가에 대해 발언권을 갖고 있지 않다! 여러분은 부모다. 여러분이 나쁜 음식을 사지 않으면 아이들도 나쁜 음식을 먹지 않을 것이다. 아동 비만율은 그 어느 때보다 더 높아지는 추세다. 그러니 단도직입적으로 안된다고 말하자. 냉동실에는 아이스크림이 있으면 안된다(아이들이 무언가 칭찬받을 일을 했다면 집 밖에서 조금 사 먹여도 되지만, 아이스크림을 집에 보관해서는 안된다. 결국 여러분이 그걸 게걸스레 먹어치울 것이기 때문이다. 내 말을 믿어라. 여러분이 다 먹어버릴 것이다). 설탕으로 범벅이 된 시리얼, 크래커, 감자칩 같은 간식을 식료품 저장고에 숨겨둬서도 안된다. 내가 경험에서 얻은 교훈은 이렇다. 뭔가 살찌는 음식이 주변에 있으면, 누군가는 결국 그걸 먹게 된다는 것이다. 그리고 그는 물론 살이 찌게 된다.

무엇을 마실까

수칙 1에서 언급했듯이, 나는 여러분이 몸속에 수분을 충분히 유지하고 있기를 바란다. 이 점은 정말로 중요하다고 생각하기 때문에, 모든 식단에 물을 하나의 항목으로 명기해 여러분이 물을 마시는 것을 잊어버렸다는 변명을 할 수 없게 했다. 각 식단에 '물 2컵'이라는 표지를 집어넣은 까닭은 유리컵 한 잔의 물은 대개 약 230그램인데, 여러분에게 필요한 것은 230그램이 아니라 425그램이기 때문이다!

그리고 커피에 관해 한마디 하자.

나는 아침식사에 추가할 수 있는 음료 옵션에 커피나 홍차를 기재하지 않았다. 하지만 원한다면 이를 식단에 추가해 마셔도 좋다! 단, 그렇다고 물 마시는 것을 생략해도 된다는 말은 아니다.

첫째 주 • 아침 식단 옵션

	여자 식단
월	물 2컵 채소로 속을 채운 3 + 1 오믈렛 통밀이나 통곡물로 만든 토스트 1쪽(에스겔 빵이 가장 이상적이다!) 딸기 1컵
화	물 2컵 무지방 그리스 요구르트 1컵과 딸기류 1/2컵 통밀 또는 통곡물 토스트 1쪽
수	물 2컵 오트밀 1/2컵 사과 1개 얇게 썬 것, 무지방 그리스 요구르트 1컵
목	물 2컵 통밀 또는 통곡물 토스트 1쪽에 땅콩 버터나 아몬트버터 1큰술을 바르고 바나나 1/2개를 얇게 썰어 올린 것 사과 1개 얇게 썬 것
금	물 2컵 3 + 1 오믈렛에 파마산 치즈 가루 1작은술을 뿌린 것 브로콜리와 마늘 구운 것 딸기류 1/2컵
토	물 2컵 팻 제로 셰이크 1인분 사과 1개 얇게 썬 것 무지방 그리스 요구르트 1컵에 딸기류 1/2컵, 피스타치오 또는 아몬드 1큰술을 곁들인 것
일	물 2컵 오트밀 1/2컵 무지방 그리스 요구르트 1컵에 딸기류를 곁들인 것

	남 자 😊 식 단
월	물 2컵 채소로 속을 채운 5 + 1 오믈렛 통밀 또는 통곡물 토스트 1쪽 딸기 1컵
화	물 2컵 무지방 그리스 요구르트 1/2컵에 딸기류 1/2컵을 곁들인 것 통밀 또는 통곡물 토스트 1쪽에 짓이긴 바나나를 올린 것
수	물 2컵 오트밀 1/2컵에 딸기류를 곁들인 것 사과 1개 얇게 썬 것, 아몬드버터 1큰술
목	물 2컵 통밀 또는 통곡물 토스트 1쪽에 땅콩 버터나 아몬드버터 1큰술을 바른 것 무지방 그리스 요구르트 1컵에 딸기류 1/2컵을 곁들인 것
금	물 2컵 5 + 1 오믈렛에 파마산 치즈 1작은술을 위에 뿌린 것 브로콜리와 마늘 구운 것 딸기류 1/2컵
토	물 2컵 팻 제로 셰이크 1인분 사과 1개 얇게 썬 것
일	물 2컵 5 + 1 오믈렛에 센 불에 빨리 볶아낸 버섯을 곁들인 것 오트밀 1/2컵

첫째 주 에너지 보충을 위한 오전 간식

	여자 👩 식단
월	물 2컵 얇게 썬 오이와 내가 개발한 하퍼스Harper's 오일프리 후무스 약 28그램 또는 레몬과 카옌 후춧가루를 곁들인 무지방 그리스 요구르트
화	물 2컵 블루베리나 딸기 1컵 무지방 리코타 치즈 1/2컵
수	물 2컵 사과 1개 얇게 썬 것, 경질 치즈hard cheese 약 28그램
목	물 2컵 사과 1개 얇게 썬 것, 땅콩 버터 1큰술
금	물 2컵 사과 1개 얇게 썬 것, 달걀 완숙 1개
토	물 2컵 팻 제로 셰이크 1인분
일	물 2컵 무지방 그리스 요구르트 1/2컵에 딸기류 1/2컵과 피스타치오 1작은술을 곁들인 것

	남자 👨 식단
월	물 2컵 오이 얇게 썬 것과 하퍼스 오일프리 후무스 2큰술 또는 레몬과 카옌 후춧가루를 넣은 무지방 그리스 요구르트 1/2컵
화	물 2컵 사과 1개 얇게 썬 것, 경질 치즈 약 28그램
수	물 2컵 무지방 그리스 요구르트 1/2컵에 딸기류, 아몬드나 피스타치오 또는 호두 1작은술을 곁들인 것

목	물 2컵 사과 1개 얇게 썬 것, 땅콩 버터 1큰술
금	물 2컵 완숙한 달걀흰자 3개, 사과 1개
토	물 2컵 원하는 만큼 양껏 준비한 생채소와 무지방 그리스 요구르트 1/2컵에 신선한 허브를 다져 넣은 디핑소스
일	물 2컵 사과 1/2개, 바나나 1/2개, 블루베리 1/2컵 아몬드 10알

빵이 당길 때 나는 에스겔 브랜드의 빵을 찾는다는 말은 이미 했다. 에스겔 빵은 다양한 종류가 나와 있고 (계피 건포도빵만 제외하면 모두 팻 제로 행동수칙의 기준에 맞는 것들이다) 현재는 머핀도 시판 중이다. 내 권장 식단에 '통밀 또는 통곡물 토스트 1쪽'이라는 언급이 있으면 부담 없이 에스겔 빵 한 쪽이나 에스겔 머핀 (여성은 반쪽, 남성은 1개)을 이용하면 된다.

내가 굳이 페르시안 오이를 고르는 까닭

내가 페르시안 오이를 좋아한다는 점을 여러분은 이미 눈치 챘을 것이다. 왜 하필 페르시안 오이일까? 첫 번째 이유. 페르시안 오이는 산뜻하고 만족스러운 풍미와 아삭한 질감 면에서 우수하다. 둘째, 이 오이는 크기가 작아서 소스를 찍어 먹을 수 있게 가늘게 썰거나 샐러드용으로 깍둑썰기 하기가 아주 간편하다. 이 오이에는 칼로리가 거의 없다. 반면 섬유질은 가득 차 있다. 그리고 다른 종보다 더 귀엽게 생겼다.

첫째 주 점심 식단 옵션

	여자 식단
월	물 2컵 하퍼스 코브샐러드 (원서에 실린 애초의 요리 제목은 '밥의 코브샐러드Bob's Cobb'다. 일종의 모듬 샐러드인 코브샐러드 자체가 1930년대 미국 레스토랑 주인이었던 밥 코브Bob Cobb가 자투리 식자재로 만든 샐러드이기도 하고, 이 책의 저자 역시 이름이 밥Bob이라 이중의 의미를 띤 메뉴명이다. 일종의 모듬 샐러드로 보면 된다)
화	물 2컵 닭고기나 새우를 첨가한 하퍼스 볶음요리(점심식사 버전) 잘게 썬 토마토와 오이에 레몬즙을 뿌린 것
수	물 2컵 빵 대신 상추 안에 칠면조육 미트볼과 토마토를 넣어 만든 '샌드위치'(작은 미트볼 3~4개를 사용하거나 칠면조육 약 110그램을 사용한다) 구운 채소 샐러드
목	물 2컵 참치 약 110그램으로 만든 참치 병아리콩 니스샐러드
금	물 2컵 구운 채소 샐러드 사과, 치즈(약 28그램), 오이 플래터platter
토	물 2컵 든든한 토마토 바질 수프 1인분 닭고기 또는 생선 110그램을 팬이나 그릴, 오븐에 구운 것
일	물 2컵 빵 대신 상추를 쓰고 토마토를 곁들인 이탈리안 칠면조 버거 딸기류 1컵

남자 식단	
월	물 2컵 빵 대신 상추를 활용한 이탈리안 칠면조 버거와 신선한 허브로 양념한 무지방 그리스 요구르트 오이, 토마토, 얇게 썬 펜넬에 레몬즙을 뿌린 푸짐한 샐러드
화	물 2컵 참치 약 170그램으로 만든 점보사이즈 참치 병아리콩 니스샐러드
수	물 2컵 빵 대신 상추를 쓰고 토마토와 양파를 곁들인 칠면조육 미트볼 '샌드위치'(칠면조육 약 140그램 또는 작은 미트볼 약 5개를 사용한다) 그슬린 청두콩에 머스터드 드레싱을 곁들인 것
목	물 2컵 깍둑썰기한 닭고기 약 110그램을 곁들인 구운 채소 샐러드 하퍼스 오일프리 후무스와 오이 얇게 썬 것
금	물 2컵 검정콩과 닭고기 약 110그램에 올리브 오일 1작은술과 레몬즙을 뿌려 빵 대신 상추 위에 얹은 것 토마토, 붉은 양파, 오이, 페타치즈(뭉그러뜨린 것 약 14그램)에 레몬이나 라임즙, 빻은 후추를 뿌린 것
토	물 2컵 생선과 녹색채소로 단출하게 끓여낸 수프(생선구이 레시피) 토마토, 오이, 양파 샐러드에 레몬즙과 후추를 뿌린 것
일	물 2컵 하퍼스 코브샐러드

첫째 주 에너지 보충을 위한 오후 간식

여자 식단

월	물 2컵 사과 1개, 치즈 약 28그램
화	물 2컵 오이 얇게 썬 것, 하퍼스 오일프리 후무스 2큰술
수	물 2컵 딸기류, 무지방 그리스 요구르트 1/2컵
목	물 2컵 빵 대신 상추 위에 토마토와 칠면조육 미트볼 2개를 올린 것
금	물 2컵 사과 1개를 얇게 썰고 그 위에 계피를 뿌린 것, 무지방 그리스 요구르트 1컵
토	물 2컵 마법의 녹색 음료 작은 사이즈 1회분(레시피에 기재된 용량을 절반으로 조절할 것)
일	물 2컵 딸기류와 얇게 썬 사과를 섞은 것 최대 2컵까지

남자 식단

월	물 2컵 사과 1개 얇게 썬 것, 치즈 약 57그램
화	물 2컵 오이 얇게 썬 것, 하퍼스 오일프리 후무스 2큰술
수	물 2컵 무지방 그리스 요구르트 1/2컵에 딸기류 1/2컵을 곁들인 것

목	물 2컵 칠면조육 미트볼 3개와 토마토
금	물 2컵 완숙한 달걀흰자 4개 생채소
토	물 2컵 마법의 녹색 음료 1인분
일	물 2컵 허브로 양념한 무지방 그리스 요구르트 1/2컵에 토마토, 오이, 후추를 곁들인 것

첫째 주 저녁 식단 옵션

여자 식단	
월	물 2컵 생선 약 170그램에 토마토 퓌레를 곁들인 것(퓌레를 만들기 위한 토마토 구이 레시피.) 구운 콜리플라워와 청두콩에 레몬즙과 올리브 오일 1작은술을 뿌린 것
화	물 2컵 칠면조육 미트볼 4개와 센 불에 빨리 볶아낸 시금치를 넣은 닭고기 브로스 토마토와 녹색채소를 버무린 샐러드
수	물 2컵 닭가슴살 약 110~170그램에 페스토 소스를 얹어 구운 것 청두콩에 레몬즙과 올리브 오일 1작은술을 뿌린 것
목	물 2컵 생선 약 170그램(흰살 생선일 경우) 또는 약 110그램(연어일 경우)과 후추, 토마토, 시금치를 재료로 만든 케밥 콜리플라워 구이 또는 푹 삶아낸 라피니
금	물 2컵 하퍼스 볶음요리(저녁식사 버전) 오이, 토마토, 으깬 페타치즈 약 28그램을 버무린 샐러드

토	물 2컵 3 + 1 채소 프리타타 구운 토마토를 으깨 만든 수프
일	물 2컵 그릴에 구운 스테이크 약 110그램 아스파라거스와 토마토에 레몬즙과 올리브 오일 1작은술을 뿌린 것

남 자 식 단

월	물 2컵 토마토 브로스에 생선 약 230그램을 넣어 끓인 것 구운 콜리플라워에 청대콩과 레몬즙/올리브 오일 드레싱을 곁들인 것
화	물 2컵 칠면조육 미트볼 6개와 센 불에 빨리 볶아낸 시금치를 넣은 닭고기 브로스 토마토와 각종 녹색채소를 버무린 샐러드
수	물 2컵 닭가슴살 약 230그램에 페스토 소스를 얹어 구운 것 구운 청두콩에 다진 피스타치오 1작은술을 섞은 것
목	물 2컵 생선 약 230그램(흰살 생선일 경우) 또는 약 170그램의 연어와 후추, 토마토, 시금치를 재료로 만든 케밥 구운 콜리플라워에 칠리 드레싱이나 푹 삶은 라피니를 곁들인 것
금	물 2컵 하퍼스 볶음요리(저녁식사 버전) 오이, 토마토, 으깬 페타치즈 28그램으로 만든 샐러드
토	물 2컵 그릴에 구운 스테이크 약 170그램 아스파라거스와 토마토에 레몬즙과 허브 비네그레트를 뿌린 것
일	물 2컵 5 + 1 채소 프리타타 토마토, 루콜라, 오이에 칠리 플레이크와 약간의 오렌지즙을 뿌린 것

둘째 주 • 아침 식단 옵션

	여자 👧 식단
월	물 2컵 3 + 1 오믈렛 얌을 구워 만든 해시브라운(감자를 얇은 편으로 썰어 튀겨낸 음식) 약 57~85그램 딸기류 1컵
화	물 2컵 오트밀 1/2컵에 딸기류를 곁들인 것 사과 1개 얇게 썬 것, 무지방 그리스 요구르트 1/2컵
수	물 2컵 3 + 1 오믈렛에 시금치와 파마산 치즈 1큰술을 뿌린 것, 또는 시금치와 파마산 치즈를 속에 넣어 같이 익힌 것 토스트 1쪽에 바나나 1/2개를 으깨 바른 것
목	물 2컵 토스트 1쪽에 아몬드버터 1큰술과 바나나 1/2개를 저며 바른 것 블루베리 1/2컵
금	물 2컵 팻 제로 셰이크 토스트 1쪽
토	물 2컵 오트밀 1/2컵에 딸기류 1/2컵을 섞은 것 무지방 그리스 요구르트 1/2컵에 바나나 1/2개를 곁들인 것

일	물 2컵 경질 치즈 약 28그램 사과 1개 얇게 썬 것 토스트 1쪽

남 자 　🧑　 식 단	
월	물 2컵 5 + 1 오믈렛 얌을 구워 만든 해시브라운 1/2컵 또는 빵 1쪽 블루베리 1컵
화	물 2컵 완숙한 달걀흰자 4개 토스트 1쪽 작은 사과 1개와 무지방 그리스 요구르트 1컵
수	물 2컵 오트밀 1/2컵에 딸기류를 곁들인 것 3 + 1 오믈렛
목	물 2컵 5 + 1 오믈렛에 시금치를 곁들인 것 토스트 1쪽 딸기 1컵
금	물 2컵 토스트 1쪽에 아몬드버터 1큰술과 바나나 1/2개를 저며 올린 것 사과 1개 얇게 썬 것
토	물 2컵 팻 제로 셰이크 토스트 1쪽
일	물 2컵 3 + 1 채소 프리타타에 갈아낸 치즈 약 28그램을 올린 것 토스트 1쪽 딸기류 1/2컵

둘째 주 에너지 보충을 위한 오전 간식

	여자 식단
월	물 2컵 하퍼스 오일프리 후무스 2큰술과 오이 얇게 썬 것
화	물 2컵 생채소, 허브와 후추로 양념한 무지방 그리스 요구르트 1/2컵
수	물 2컵 사과 1개 얇게 썬 것, 체다 치즈 약 28그램
목	물 2컵 딸기류 1컵, 무지방 그리스 요구르트 1/2컵, 피스타치오 1큰술
금	물 2컵 사과 1개 얇게 썬 것, 아몬드버터 1큰술
토	물 2컵 팻 제로 셰이크
일	물 2컵 딸기류 1컵, 계피를 뿌린 무지방 그리스 요구르트 1/2컵

	남자 식단
월	물 2컵 하퍼스 오일프리 후무스 3큰술과 오이 얇게 썬 것
화	물 2컵 생채소, 허브와 후추로 양념한 무지방 그리스 요구르트 1/2컵
수	물 2컵 사과 1개 얇게 썬 것, 체다 치즈 약 28그램
목	물 2컵 사과 1개 얇게 썬 것, 아몬드버터 1큰술

금	물 2컵 딸기류 1컵, 무지방 그리스 요구르트 1/2컵, 피스타치오 1큰술
토	물 2컵 완숙한 달걀흰자 5개 오이와 토마토를 저며 레몬과 후추로 간을 한 것
일	물 2컵 팻 제로 셰이크

둘째 주 점심 식단 옵션

여자 식단	
월	물 2컵 구워낸 아스파라거스와 빨간 피망 위에 완숙한 달걀 1개를 다져 올린 것 하퍼스 오일프리 후무스 2큰술과 오이 얇게 썬 것
화	물 2컵 빵 대신 구운 토마토 사이에 먹으면 행복해지는 참치 샐러드를 채운 것 사과와 구운 뚱딴지 샐러드에 갈레오 드레싱이나 내가 소개한 기본 드레싱 중 하나를 곁들인 것
수	물 2컵 토마토, 병아리콩, 갖은 채소를 넣은 닭고기 브로스
목	물 2컵 양파, 후추, 달걀로 만든 3 + 1 프리타타(뜨겁게 먹어도 좋고 식혀 먹어도 좋다) 하퍼스 오일프리 후무스에 길게 썬 고추를 곁들인 것
금	물 2컵 칠면조육 미트볼 4개를 토마토 브로스나 닭고기 브로스에 넣어 익힌 뒤 파마산 치즈를 뿌린 것 녹색채소를 풍성히 담은 샐러드에 후추와 병아리콩 1큰술을 곁들인 것

토	물 2컵 하퍼스 볶음요리(점심식사 버전)
일	물 2컵 깍둑썰기한 닭고기 약 110그램에 피스타치오 1작은술과 좋아하는 드레싱을 넣어 버무린 것 생채소 원하는 만큼 양껏

남자 식단

월	물 2컵 토마토, 병아리콩, 채소를 넣은 닭고기 수프에 파마산 치즈 가루 1큰술을 뿌린 것 토스트 1쪽
화	물 2컵 양파, 후추, 달걀로 만든 5 + 1 프리타타(뜨겁게 먹어도 좋고 식혀 먹어도 좋다) 하퍼스 오일프리 후무스와 오이 얇게 썬 것
수	물 2컵 칠면조육 미트볼 5개를 토마토 브로스나 닭고기 브로스에 넣어 익힌 뒤 파마산 치즈를 뿌린 것 풍성한 녹색채소 샐러드에 후추와 병아리콩 1큰술을 섞은 것
목	물 2컵 프랑스식 닭고기 샐러드 상추쌈 딸기류 1컵과 사과 저민 것
금	물 2컵 든든한 토마토 바질 수프 1인분 토마토와 오이에 루콜라와 레몬즙을 섞어 버무린 것
토	물 2컵 하퍼스 볶음요리(점심식사 버전) 1인분 블루베리 1컵
일	물 2컵 담백한 버거

둘째 주 에너지 보충을 위한 오후 간식

여자 식단

월	물 2컵 딸기류 1컵과 무지방 그리스 요구르트 1/2컵
화	물 2컵 하퍼스 오일프리 후무스 2큰술에 레몬, 토마토, 오이를 곁들인 것
수	물 2컵 사과 1개 얇게 썬 것, 경질 치즈 28그램
목	물 2컵 사과 1개 얇게 썬 것, 땅콩 버터 1큰술
금	물 2컵 팻 제로 셰이크
토	물 2컵 생채소, 허브와 후추로 양념한 무지방 그리스 요구르트 1/2컵
일	물 2컵 딸기류 1컵, 무지방 그리스 요구르트 1/2컵, 피스타치오 1큰술

남자 식단

월	물 2컵 사과 1개, 아몬드 10알, 경질 치즈 약 28그램
화	물 2컵 하퍼스 오일프리 후무스 3큰술과 오이 얇게 썬 것
수	물 2컵 생채소, 허브와 후추로 양념한 무지방 그리스 요구르트 1/2컵

목	물 2컵 사과 1개 얇게 썬 것, 아몬드버터 1큰술
금	물 2컵 딸기류, 무지방 그리스 요구르트 1/2컵, 피스타치오 1큰술
토	물 2컵 완숙한 달걀흰자 5개 오이와 토마토를 저민 후 레몬과 후추로 간을 한 것
일	물 2컵 사과 1개 얇게 썬 것, 땅콩 버터 1큰술

둘째 주 저녁 식단 옵션

여자 식단	
월	물 2컵 하퍼스 볶음요리(저녁식사 버전)에 닭고기를 곁들인 것
화	물 2컵 생선 케밥 구운 채소와 각종 녹색채소
수	물 2컵 하퍼스 볶음요리에 새우 또는 닭고기를 곁들인 것 펜넬, 피망, 양파 샐러드에 레몬과 후추로 간을 한 것
목	물 2컵 하퍼스 모듬샐러드
금	물 2컵 3 + 1 채소 프리타타 사과와 펜넬 샐러드에 삼씨를 갈아 뿌린 것

토	물 2컵 빵 대신 상추 위에 토마토, 양파를 곁들여 만든 이탈리안 칠면조 버거 약 140그램 깍지콩에 머스터드 비네그레트를 뿌린 것
일	물 2컵 닭가슴살 약 110~170그램에 페스토 소스를 얹어 구운 것 청두콩에 레몬즙과 올리브 오일 1작은술을 뿌린 것

남자 식단

월	물 2컵 하퍼스 볶음요리(저녁식사 버전)에 새우를 곁들인 것
화	물 2컵 생선 케밥 구운 채소와 갖은 녹색채소에 내가 소개한 기본 드레싱 중 하나를 1큰술 뿌린 것
수	물 2컵 하퍼스 볶음요리(저녁식사 버전)에 두부를 곁들인 것 하퍼사이즈로 담은 펜넬, 고추, 양파 샐러드
목	물 2컵 하퍼스 모듬샐러드
금	물 2컵 3+1 채소 프리타타 사과와 펜넬 샐러드에 레몬즙과 올리브 오일 1작은술을 뿌린 것
토	물 2컵 빵 대신 상추 위에 체다 치즈 약 14그램과 토마토를 곁들여 만든 이탈리안 칠면조육 버거 약 170그램 깍지콩에 머스터드 비네그레트를 뿌린 것
일	물 2컵 페스토 소스를 얹어 구운 닭가슴살 시금치와 사과 샐러드에 레몬즙/올리브 오일 드레싱을 뿌린 것

여기에서 잠시 쉬어가자. 지금 여러분은 팻 제로 행동수칙에 따른 식사 습관의 첫 단계이자 가장 중요한 단계의 중반에 와 있다.

축하한다. 체중을 감량하는 과정이 특히 초반에는 지루하고 반복적이며, 따분하게 진행된다는 사실을 잘 알고 있다. 이 이야기는 책의 초반에 이미 하기도 했다. 비만으로 가는 길은 베이컨과 흰빵으로 포장돼 있지만, 날씬한 몸으로 가는 길은 사과와 에스겔 위에 닦아야 한다는 것이 엄연한 현실이다! 하지만 나는 여러분에게 두 가지는 약속할 수 있다. 여러분은 앞으로 확고한 팻 제로 스타일의 사고방식을 획득할 것이며, 체중 또한 감량하게 되리라는 것이다. 이제부터 여러분은 앞의 식단보다 더 다채롭게 구성된 식단을 만나게 될 것이다.

셋째 주 • 아침 식단 옵션

여자 식단

월	물 2컵 애플 베리 요구르트 셰이크 토스트 1쪽
화	물 2컵 최고의 아침 샌드위치
수	물 2컵 딸기류 샐러드에 발사믹 드레싱을 뿌린 것 토스트 1쪽에 땅콩 버터 1큰술을 바른 것
목	물 2컵 아보카도 1/4쪽을 곁들인 3 + 1 오믈렛 딸기 1컵
금	물 2컵 얌을 구워 만든 해시브라운 1/2컵 무지방 그리스 요구르트 1/2컵에 블루베리 1/2컵을 곁들인 것
토	물 2컵 가을호박 오트밀 1/2컵 무지방 그리스 요구르트 1/2컵, 또는 완숙한 달걀흰자 3개
일	물 2컵 토스트 1쪽에 땅콩 버터 1큰술과 바나나 1/2개를 저며 올린 것

남자 식단

월	물 2컵 애플 베리 요구르트 셰이크 토스트 1쪽
화	물 2컵 사과 1개 얇게 썬 것, 무지방 그리스 요구르트 5 + 1 오믈렛

수	물 2컵 가을호박 오트밀 1/2컵 무지방 그리스 요구르트 1/2컵 또는 완숙한 달걀흰자 5개
목	물 2컵 딸기류 샐러드에 발사믹 드레싱을 뿌린 것 토스트 1쪽에 땅콩 버터 1큰술을 바른 것
금	물 2컵 아보카도 1/4쪽을 곁들인 5 + 1 오믈렛 딸기 1/2컵
토	물 2컵 최고의 아침 샌드위치
일	물 2컵 팻 제로 셰이크 토스트 1쪽

셋째 주 에너지 보충을 위한 오전 간식

여자 식단	
월	물 2컵 하퍼스 오일프리 후무스 2큰술에 길게 썬 오이, 빨간 피망, 히카마를 곁들인 것
화	물 2컵 작은 아보카도 1/2개에 레몬, 카옌 후춧가루, 길게 썬 붉은 고추를 넣고 짓이긴 것
수	물 2컵 딸기류 1컵, 무지방 그리스 요구르트 1컵
목	물 2컵 중간 크기의 사과 1개를 얇게 썰어 아몬드버터나 땅콩 버터 1큰술을 곁들인 것
금	물 2컵 팻 제로 셰이크

토	물 2컵 허브로 양념한 무지방 그리스 요구르트 디핑소스 1/2컵 오이와 붉은 고추 길게 썬 것
일	물 2컵 사과 1개 얇게 썬 것에 아몬드버터나 땅콩 버터 1큰술을 곁들인 것

남 자 식 단

월	물 2컵 길게 썬 샐러리와 땅콩 버터 1큰술 또는 하퍼스 오일프리 후무스 2큰술
화	물 2컵 작은 아보카도 1/2개에 레몬, 카옌 후춧가루, 길게 썬 붉은 고추를 넣고 짓이긴 것
수	물 2컵 팻 제로 셰이크
목	물 2컵 완숙한 달걀흰자 5개 셀러리, 오이, 붉은 고추 길게 썬 것
금	물 2컵 무지방 그리스 요구르트 1/2컵에 딸기류 1/2컵을 곁들인 것
토	물 2컵 하퍼스 오일프리 후무스 3큰술 붉은 고추 길게 썬 것
일	물 2컵 사과 1개 얇게 썬 것, 아몬드버터 1큰술

셋째 주 점심 식단 옵션

	여자 식단
월	물 2컵 하퍼스 코브샐러드에 딸기와 아보카도 1/4개를 곁들이고 치즈는 뺀 것
화	물 2컵 깍둑썰기한 닭고기 약 110그램에 호두 1큰술, 레몬즙, 파프리카 또는 후추를 곁들인 것 기본적인 채소 샐러드
수	물 2컵 든든한 토마토 바질 수프에 깍둑썰기한 닭고기와 약간의 무지방 그리스 요구르트를 곁들인 것 딸기류와 사과 1개
목	물 2컵 버섯을 넣은 3 + 1 채소 프리타타에 파마산 치즈 가루 1작은술을 뿌린 것 딸기류와 사과 1개
금	물 2컵 하퍼스 볶음요리(점심식사 버전)
토	물 2컵 카레 치킨과 퀴노아 샐러드
일	물 2컵 맛좋은 편두콩 수프

	남자 식단
월	물 2컵 시금치와 케일을 넣은 5 + 1 프리타타 사과 1개 얇게 썬 것과 딸기류
화	물 2컵 하퍼스 코브샐러드에 딸기와 아보카도 1/4개를 곁들이고 치즈는 뺀 것

수	물 2컵 깍둑썰기한 닭고기 약 170그램에 토마토 썬 것, 빨간 피망, 레몬, 파프리카를 곁들인 것 기본적인 채소 샐러드
목	물 2컵 깍둑썰기한 닭고기를 넣은 든든한 토마토 바질 수프 사과 1개 얇게 썬 것과 딸기류
금	물 2컵 카레 치킨과 퀴노아 샐러드
토	물 2컵 맛좋은 편두콩 수프
일	물 2컵 담백한 버거

셋째 주 에너지 보충을 위한 오후 간식

여자 식단	
월	물 2컵 딸기류와 사과로 만든 팻 제로 셰이크
화	물 2컵 하퍼스 오일프리 후무스 3큰술과 오이
수	물 2컵 딸기류 1컵에 발사믹 식초, 민트, 무지방 그리스 요구르트 약간, 잘게 부순 피스타치오, 호두 또는 아몬드 1작은술을 더한 것
목	물 2컵 무지방 그리스 요구르트에 딸기류와 견과류 10알을 곁들인 것

금	물 2컵 허브로 양념한 무지방 그리스 요구르트 디핑소스 1/2컵 사과 1/2개 얇게 썬 것
토	물 2컵 경질 치즈 약 28그램 오이와 고추 길게 썬 것
일	물 2컵 사과 1/2개 얇게 썬 것 땅콩 버터 1큰술

남 자 식 단

월	물 2컵 딸기류와 사과로 만든 팻 제로 셰이크
화	물 2컵 하퍼스 오일프리 후무스 2큰술과 오이
수	물 2컵 딸기류 1컵에 발사믹 식초, 민트, 약간의 무지방 그리스 요구르트를 더한 것
목	물 2컵 무지방 그리스 요구르트 1컵에 딸기류와 견과류 10알을 곁들인 것
금	물 2컵 허브로 양념한 요구르트 디핑소스 1/2컵 사과 1개 얇게 썬 것
토	물 2컵 경질 치즈 약 28그램 오이와 고추 길게 썬 것
일	물 2컵 사과 1개 얇게 썬 것 땅콩 버터 1큰술

셋째 주 저녁 식단 옵션

	여자 🧑 식단
월	물 2컵 생선 케밥 약 170그램 푹 삶은 브로콜리 오이, 고추, 토마토
화	물 2컵 칠면조육 미트볼 4개에 구운 고추와 청두콩을 곁들인 것 시금치와 딸기 샐러드에 발사믹 식초와 올리브 오일 1작은술을 뿌린 것
수	물 2컵 닭고기 브로스에 잘게 찢은 닭고기와 파마산 치즈 가루 1큰술을 더한 것 좋아하는 갖은 채소를 풍성히 준비해 볶아낸 것
목	물 2컵 구운 토마토에 새우나 두부를 곁들인 것 그릴에 구워낸 아스파라거스와 완숙한 달걀흰자로 만든 샐러드
금	물 2컵 팬에 구운 스테이크 약 110그램에 토마토 구이를 곁들인 것 기본적인 채소 샐러드에 레몬과 올리브 오일 1작은술을 뿌린 것
토	물 2컵 허브와 함께 구운 닭가슴살 약 110그램 그릴에 구운 아스파라거스에 레몬과 후추를 뿌린 것 기본적인 채소 샐러드
일	물 2컵 생선 케밥 약 110그램 그릴에 구운 아스파라거스 오이, 고추, 토마토

	남 자 식 단
월	물 2컵 생선 케밥 약 170그램 오이, 고추, 토마토
화	물 2컵 칠면조육 미트볼 5개에 구운 고추와 청두콩을 곁들인 것 시금치와 딸기 샐러드에 레몬과 올리브 오일 1작은술을 뿌린 것
수	물 2컵 나만의 닭고기 브로스에 건져냈던 닭고기를 잘게 찢어 다시 넣고 파마산 치즈 가루 1큰술을 더한 것 센 불에 익힌 풍성한 채소볶음
목	물 2컵 생선 케밥 약 170그램 푹 삶아낸 브로콜리 오이, 고추, 토마토
금	물 2컵 구운 토마토에 새우 또는 두부를 곁들인 것 그릴에 구운 아스파라거스와 완숙한 달걀흰자로 만든 샐러드 기본적인 채소 샐러드
토	물 2컵 팬에 구운 스테이크 약 110그램에 토마토 구이를 곁들인 것 기본적인 채소 샐러드에 레몬과 올리브 오일 1작은술을 뿌린 것
일	물 2컵 구운 닭가슴살 약 110그램 굽거나 찐 아스파라거스에 레몬과 후추로 간을 한 것 기본적인 채소 샐러드

menu

4weeks

　이제는 이런 식사가 전보다는 수월하게 느껴질 것이다. 팻 제로 행동수칙이 몸에 익어 규칙들이 일종의 습관으로 자리 잡아가고 있을 테니 말이다. 좋은 일이다. 4주째 식단에는 곡물이 조금씩 등장하게 된다. 비록 먹을 수 있는 양이 많지는 않지만, 여러분은 지금 체중을 감량하기 위해 애쓰고 있다는 점을 명심하자. 유지 단계에 들어서게 되면 곡물 섭취량을 더 늘릴 수 있다.

넷째 주 • 아침 식단 옵션

	여자 식단
월	물 2컵 3 + 1 채소 프리타타에 허브와 무지방 그리스 요구르트를 곁들인 것 오트밀 1/2컵에 딸기류를 곁들인 것
화	물 2컵 오트밀 1/2컵 무지방 그리스 요구르트 1/2컵에 딸기류를 곁들인 것
수	물 2컵 토스트 1쪽에 아몬드버터나 땅콩 버터 1큰술을 바르고 바나나 1/2개를 곁들인 것 딸기류 1/2컵
목	물 2컵 토스트 1쪽 사과, 딸기류, 치즈 약 28그램
금	물 2컵 팻 제로 셰이크 토스트 1쪽
토	물 2컵 3 + 1 오믈렛 얌을 구워 만든 해시브라운 1/2컵 딸기류 1/2컵
일	물 2컵 가을호박 오트밀 1/2컵 딸기류 1/2컵

	남자 식단
월	물 2컵 채소를 곁들인 5 + 1 오믈렛 토스트 1쪽 사과 1개 얇게 썬 것

화	물 2컵 오트밀 1/2컵 무지방 그리스 요구르트 1컵에 딸기류를 곁들인 것
수	물 2컵 토스트 1쪽에 아몬드버터나 땅콩 버터 1큰술을 바르고 바나나 1/2개를 곁들인 것
목	물 2컵 팻 제로 셰이크 토스트 1쪽
금	물 2컵 가을호박 오트밀 1/2컵 무지방 그리스 요구르트 1컵에 딸기류 1/2컵을 곁들인 것
토	물 2컵 토스트 1쪽에 견과류 버터 1큰술을 바른 것 딸기류 1컵
일	물 2컵 채소를 곁들인 5 + 1 오믈렛 토스트 1쪽 딸기류 1/2컵

넷째 주 에너지 보충을 위한 오전 간식

여자 👧 식단	
월	물 2컵 무지방 그리스 요구르트 1/2컵에 딸기류 1컵을 곁들인 것
화	물 2컵 팻 제로 셰이크
수	물 2컵 사과 1개 얇게 썬 것, 땅콩 버터 1큰술

목	물 2컵 하퍼스 오일프리 후무스 2큰술과 생채소 가늘게 썬 것
금	물 2컵 딸기류 1컵에 발사믹 식초, 민트, 무지방 그리스 요구르트 1큰술, 호두 3쪽 부순 것을 섞은 것
토	물 2컵 하퍼스 오일프리 후무스 2큰술과 오이
일	물 2컵 팻 제로 셰이크

남 자 🧑 식 단

월	물 2컵 팻 제로 셰이크
화	물 2컵 하퍼스 오일프리 후무스 3큰술과 오이 얇게 썬 것
수	물 2컵 무지방 그리스 요구르트 1컵에 블루베리 1/2컵, 호두 3쪽 부순 것을 더한 것
목	물 2컵 딸기류 1컵에 발사믹 식초, 민트, 무지방 그리스 요구르트 약간을 더한 것
금	물 2컵 무지방 그리스 요구르트 1컵에 딸기류 1/2컵과 견과류 10알을 곁들인 것
토	물 2컵 허브로 양념한 무지방 그리스 요구르트 디핑소스 1/2컵 사과 1개 얇게 썬 것
일	물 2컵 경질 치즈 약 28그램 오이와 고추 길게 썬 것

넷째 주 점심 식단 옵션

여자 식단	
월	물 2컵 통밀 스파게티 약 57그램(건면 상태에서)에 깍둑썰기한 닭가슴살 약 110그램을 더해 레몬즙, 토마토, 파슬리와 함께 버무린 다음 그 위에 파마산 치즈 가루를 뿌린 것
화	물 2컵 구운 토마토 수프 큰 사발 하나에 깍둑썰기한 닭고기 약 110그램을 넣고, 크루턴(수프나 샐러드에 넣는, 바삭하게 튀긴 작은 빵 조각) 대신 병아리콩을 뿌린 것 갖은 잎채소와 생채소 샐러드
수	물 2컵 버섯 보리 수프 딸기류 1컵을 다진 오이, 발사믹 드레싱과 섞은 것
목	물 2컵 참치 파로 채소 샐러드
금	물 2컵 현미 또는 파로 볶음요리
토	물 2컵 맛좋은 편두콩 수프 무지방 그리스 요구르트 1/2컵에 딸기류 1/2컵을 곁들인 것
일	물 2컵 아이 타코 2개와 망고 샐러드 피망과 오이 길게 썬 것

남자 식단	
월	물 2컵 아이 타코 2개와 망고 샐러드 피망과 오이 길게 썬 것

화	물 2컵 통밀 스파게티 약 57그램(건면 상태에서)에 깍둑썰기한 닭가슴살 약 110그램을 더해 레몬, 마늘, 파슬리와 버무린 뒤 파마산 치즈 가루를 뿌린 것
수	물 2컵 구운 토마토 수프 큰 사발 하나에 깍둑썰기한 닭고기 약 110그램을 넣고 크루턴 대신 병아리콩을 올린 것 풍성한 잎채소와 생채소 샐러드
목	물 2컵 버섯 보리(또는 파스타) 수프 청두콩에 갈레오 샐러드 드레싱을 뿌린 것
금	물 2컵 참치 파로 채소 샐러드
토	물 2컵 현미 또는 파로 볶음요리 토마토 오이 샐러드
일	물 2컵 가지 피자 머핀 2개

넷째 주 에너지 보충을 위한 오후 간식

	여 자 식 단
월	물 2컵 완숙한 달걀흰자 3개와 생채소
화	물 2컵 사과 1개 얇게 썬 것, 체다 치즈 약 28그램 또는 모차렐라 치즈 약 57그램
수	물 2컵 하퍼스 오일프리 후무스 2큰술에 오이 얇게 썬 것과 고추를 곁들인 것

목	물 2컵 허브로 양념한 무지방 그리스 요구르트 디핑소스 1/2컵과 생채소
금	물 2컵 길게 썬 셀러리와 아몬드버터 1큰술
토	물 2컵 칠면조육 미트볼 2개를 넣은 상추쌈 생채소
일	물 2컵 딸기류 2컵 무지방 그리스 요구르트 1/2컵

남 자 🧑 식 단

월	물 2컵 완숙한 달걀흰자 5개와 생채소
화	물 2컵 사과 1개 얇게 썬 것과 체다 치즈 약 28그램 또는 모차렐라 치즈 약 57그램
수	물 2컵 하퍼스 오일프리 후무스 2큰술에 오이 얇게 썬 것과 고추를 곁들인 것
목	물 2컵 허브로 양념한 무지방 그리스 요구르트 디핑소스 1/2컵과 생채소
금	물 2컵 길게 썬 셀러리와 아몬드버터 1큰술
토	물 2컵 칠면조육 미트볼 2개를 넣은 상추쌈 생채소
일	물 2컵 무지방 그리스 요구르트 1/2컵에 딸기류를 곁들인 것

넷째 주 저녁 식단 옵션

	여 자 식 단
월	물 2컵 이탈리안 칠면조 버거 약 110그램에 토마토 구이를 곁들인 것 풍성히 담아낸 구운 채소 샐러드 닭고기 브로스 1컵
화	물 2컵 기름기 없는 스테이크 약 110그램에 페스토 소스를 얹어 팬에서 구워낸 것 그슬린 청두콩과 머스터드 소스
수	물 2컵 닭고기나 연어 약 110그램 또는 흰살 생선 약 170그램으로 만든 케밥 하퍼사이즈로 마련한 갖은 잎채소 샐러드
목	물 2컵 허브와 시금치를 넣은 3+1 프리타타에 토마토 구이를 곁들인 것 고추, 붉은 양파, 루콜라 샐러드
금	물 2컵 프랑스식 닭고기 샐러드 상추쌈 3개 블루베리와 딸기 각 1/2컵
토	물 2컵 하퍼스 코브샐러드
일	물 2컵 든든한 토마토 바질 수프

	남 자 식 단
월	물 2컵 이탈리안 칠면조 버거 약 170그램에 토마토 구이를 곁들인 것 오이, 사과, 펜넬을 길게 썰어 레몬즙과 후추를 뿌린 것

화	물 2컵 기름기 없는 스테이크 약 110그램에 페스토 소스를 얹어 구운 것 루콜라, 토마토, 고추 샐러드
수	물 2컵 닭고기나 연어 약 170그램 또는 흰살 생선 약 230그램으로 만든 케밥 하퍼사이즈로 마련한 갖은 잎채소 샐러드
목	물 2컵 허브와 시금치를 넣은 5 + 1 프리타타에 토마토 구이를 곁들인 것 고추, 붉은 양파, 루콜라 샐러드
금	물 2컵 하퍼스 코브샐러드 그릴에 구운 아스파라거스
토	물 2컵 든든한 토마토 바질 수프 내가 소개한 드레싱 중 한 가지를 골라 곁들인 저녁용 샐러드
일	물 2컵 토마토 구이에 새우를 곁들인 것 그릴에 구운 아스파라거스와 완숙한 달걀흰자로 만든 샐러드 기본적인 채소 샐러드

STEP3

팻 제로 키트

●

자, 새 마음으로 다시 시작해보자. 여러분은 팻 제로 행동수칙을 읽고 이를 삶의 일부분으로 만들기 위해 노력했다. 팻 제로 이정표도 읽었으며, 이제는 규칙에 따른 식단을 지키며 한 달을 보낼 준비를 갖췄다. 이번 장에서는 여러분이 수칙을 지켜 날씬해질 수 있도록 도울, 앞서 제안한 식단과 관련한 도구 및 레시피, 지침을 다룰 것이다.

시작하기 전에 알려줄 것이 몇 가지 있다.

하나 식단에서 눈치 챘겠지만, 내가 제안한 요리의 상당수는 동일한 테마를 기초로 변화만 준 것이다. 이들은 동일한 기본 재료와 조리방법에 기반을 두고 있다. 즉 맨 처음 주목해야 할 레시피는 내가 제시할 '핵심' 레시피들이라는 뜻이다. 이 기본 레시피를 익히면 이를 기반으로 요리하기 쉽고 맛좋은 결과물을 내는 여러분만의 레퍼토리를 개발할 수 있다. 그렇게 개발된 레시피가 행동수칙에 부합된다는 것도 항상 확신할 수 있다. 규칙에 어긋나는 레시피라면 애초 이 책에 포함하지도 않았을 테니 말이다. 일단 핵심 레시피를 마스터한 뒤에, 이어 등장하는 매 끼니에 따라 구성된 레시피를 확인하자.

둘 레시피는 어떻게 활용하느냐에 따라 결과물이 매우 다양해질 수 있다는 점에 주의하자! 1인분 이상을 요리할 때는 그에 따라 레시피 용량을 두세 배 늘려야 한다. 만약 혼자 먹을 양만을 요리한다면, 레시피대로 요리했을 때의 음식량에 주의를 기울이자. 아마 요리가 끝나면 놀라는 분도 있을 것이다. 조리된 음식량이 너무 '적다고' 느껴질 수도 있는데, 사실 이는 우리 대부분이 자기 접시 위에 쌓아올릴 음식의 적정량을 잘못 알고 있어 일어나는 일이다. 물론 일부 레시피의 경우에는 최종 결과물의 양이 상당할 것이다. 접시가 차고 넘치도록 하퍼사이즈로 즐길 수 있는 채소 요리처럼 말이다. 원 없이 양껏 먹을 수 있으면서 살찔 걱정은 하지 않아도 되는 음식도 있다는 사실을 여러분은 알게 될 것이다.

셋 레시피를 전부 한 번 훑어본 다음, 본격적으로 프로그램을 시작하기에 앞서 요리 재료를 모두 마련해놓자. 그렇게 하는 것이 분명 맞는 방법인 것 같으면 토를 달지 말기를 바란다. 나는 여러분이 좀 더 수월하고 깔끔하게 프로그램을 진행할 수 있게 해주려는 것뿐이다. 특히 한번도 요리를 해본 적이 없거나 주방에는 거의 들어가본 적이 없는 분들을 위해서 말이다.

넷 나는 비건 재료나 베지테리언 재료를 쓴 레시피를 최대한 식단에 포함시키려 노력했지만, 그만큼 중요한 성분인 동물성 지방이나 동물성 단백질을 완전히 배제해도 좋은 것처럼 식단을 꾸몄다면 그것은 여러분을 오도하는 일이 되었을 것이다. 물론, 이 점에서 나와 의견을 달리하는 사람들이 내게 이메일 폭격을 퍼부으리라는 것을 안다. 나는 여러분의 견해를 존중한다. 혹 여러분이 개발한 독창적인 레시피를 내게 보내준다면 한번 시도해보겠다! 그래서 마음에 들면, 그 레시피를 내 웹사이트에 게재할 수도 있다.

다섯 레시피에 따라 요리하는 일에서 즐거움을 찾아보자! 직접 요리해 먹는 게 익숙지 않은 사람이라면 새로운 운동을 시작할 때 갖는 마음가짐으로 이 레시피에 접근해보자. 처음부터 완벽할 수는 없지만 그렇다고 재시도 할 수 없는 것은 아니다! 내가 이런 얘기를 하는 것은 많은 사람이 정말로 요리하기를 두려워하기 때문이다. 요리가 마치 수강료 비싼 요리학원에서 터득해야 하는 일종의 마법이기라도 한 것처럼 말이다. 그러나 내 레시피는 그렇지 않다! 대부분이 식재료를 준비하는 시간을 포함해 1시간 미만에 끝마칠 수 있는 조리방법이다.

지방에 관한 사실

라드든, 버터든, 마가린이든, 올리브 오일이든 간에 모든 지방은 1큰술에 120칼로리라는 동일한 열량을 갖고 있다. 지방을 사용해 조리할 때는 현명하게 사용할 방법을 강구해야 한다. 우리는 아래와 같은 건강한 기름을 사용할 것이며, 이 또한 전략적으로 사용할 것이다.

첫째: 올리브 오일이나 카놀라 오일을 스프레이에 담아 사용하자! 오믈렛을 만들기 전에 프라이팬에 스프레이로 소량의 기름을 뿌리면 칼로리를 거의 추가하지 않으면서도 오믈렛을 깔끔하고 쉽게 만들 수 있다.

둘째: 소량의 올리브 오일은 다방면에 사용할 수 있다는 점을 기억하자. 드레싱을 예로 들면, 올리브 오일 1작은술에 레몬즙 2작은술만 더하면 40칼로리의 맛좋은 드레싱이 되고 이는 여러분이 꿈꾸는 그 어떤 종류의 샐러드와도 잘 어울린다.

셋째: 기름 사용량을 통제할 (그리고 감소시킬) 좋은 방법은 스프레이 오일을 사용하는 것이다. 모든 오일 제품이 스프레이 병에 담겨 팔리는 것은 아니니, 스프레이 병이나 분무기를 사서 그 안에 오일을 담아 사용하자.

마지막으로, 실험정신을 발휘해보자! 여러분이 좋아하는 감귤류(라임, 그레이프프루트, 오렌지)를 짠 즙에 약간의 오일을 섞어 수프, 채소, 육류, 생선 요리에 향미를 더해보자. 신선한 허브도 가미해보자. 이렇게 하다 보면 자신의 취향에 맞는 혼합물을 개발해 팻 제로 규칙에 따른 식사를 하는 동시에 진미를 즐길 수도 있게 될 것이다.

내가 쓰는 기름과 그 사용방법

- 나는 팬에서 빨리 굽거나 노릇노릇하게 익히는 기초적인 조리에 카놀라 오일을 사용한다. 카놀라 오일로는 별다른 맛을 더할 수 없다는 점을 기억하자.

- 샐러드나 생채소에는 건강한 기름 중에서도 최고로 치는 올리브 오일을 사용한다. 샐러드에는 가격이 좀 더 비싼 엑스트라버진 오일을 사용하고, 그 외의 경우에는 좀 더 저렴한 제품을 사용하자.

- 볶음요리에는 카놀라 오일(오메가6s 함량이 높은 것으로)이나 땅콩기름을 사용하자.

- 견과류처럼 고소한 맛을 내고 싶다면 볶은 참기름을 사용해보자.

- 샐러드나 간식으로 준비한 각종 생채소에는 아보카도 오일을 사용하자.

- 나는 각종 생채소와 센 불에 빨리 볶아내는 요리에는 소량의 호두기름이나 아몬드 기름을 사용하기도 한다.

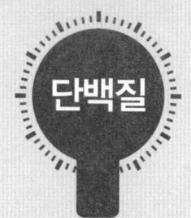

단백질

체중을 감량하는 데 단백질이 얼마나 중요한지 모르는 사람은 이제 없을 것이다. 혹시 깜박 잊은 분들을 위해 단서를 알려주면 이렇다. 단백질은 포만감을 훨씬 오랫동안 유지시켜주기 때문에 과식하거나 먹지 말아야 할 음식을 먹는 식으로 다이어트를 망칠 가능성을 줄여준다. 또 혈당 상승과 인슐린 분비를 억제하는 데 일조해, 감량한 체중을 좀 더 수월하게 유지하도록 해주고 당뇨병이나 고콜레스테롤혈증 같은 만성질환을 예방해준다. 지방보다 열량 연소율이 높은 근육의 양을 늘려주는 것 또한 단백질이다. 체중을 감량하려는 사람들에게 이보다 눈이 번쩍 뜨이는 효능은 없을 것이다.

달걀

5 + 1 오믈렛(남성용) 또는 3 + 1 오믈렛(여성용) [4/]

열량 (5+1)	단백질	탄수화물	지방
146kcal	25g	0g	4.4g

열량 (3+1)	단백질	탄수화물	지방
112kcal	17.5g	0g	4.4g

재료

큰 달걀 5개 또는 3개를 흰자와 노른자로 분리한 것, 올리브 오일이나 카놀라 오일 스프레이

조리방법

1. 달걀을 분리한다: 사발을 2개 준비한다. 달걀을 하나씩 카운터에 부딪쳐 깨고, 노른자를 껍질 한쪽에서 다른 쪽으로 옮기는 동안 흰자가 사발 속에 흘러 떨어지게 한다. 노른자는 다른 사발에 담는다.

2. 마지막 달걀은 내용물 전체(즉 흰자와 노른자 모두)를 흰자가 담긴 사발에 담아, 흰자 여러 개를 푼 물에 노른자 하나가 첨가되게 한다. 후추 약간

4/ 5 +1은 흰자 5개에 노른자 1개, 3 +1은 흰자 3개에 노른자 1개를 뜻함.

과 각자 좋아하는 허브를 몇 가지 뿌려 넣고 달걀물을 휘젓는다.

3. 스크램블을 만든다: 프라이팬에 스프레이로 오일을 뿌리고 중불로 달 군 다음 달걀물을 붓는다. 이때 시간과 난이도를 고려해 조리방법을 선택 할 수 있다. 달걀을 계속 휘저으면서 익힐 수도 있고(스크램블드 에그 만들 기) 중간 정도 익을 때까지 건드리지 않고 그대로 둘 수도 있다. 뒤의 방식 으로 조리하는 경우 커다란 달걀 패티가 만들어지면 주걱을 이용해 이를 반으로 접는다.

4. 몇 분 더 익힌 다음 접시에 미끄러뜨려 담는다.

채소 프리타타

열량 (5+1)	단백질	탄수화물	지방
146kcal	25g	0g	4.4g

열량 (3+1)	단백질	탄수화물	지방
112kcal	17.5g	0g	4.4g

재료

올리브 오일 스프레이, 5/3 + 1 오믈렛 혼합물, 잎채소와 버섯 원하는 만 큼 많이

조리방법

1. 브로일러broiler를 예열한다.

2. 그러는 동안 레인지 위에 큼직한 스킬렛을 올리고 센 불로 가열한다.

스킬렛에 올리브 오일 스프레이를 뿌린다.

3. 스킬렛에 잎채소를 넣어 숨이 죽을 만큼 익힌 다음, 불세기를 중약 medium-low 정도로 낮춘다.

4. 채소 위에 달걀물을 붓고 천천히 익힌다. 이따금 가장자리를 들어 올려 프리타타가 타지 않는지 확인한다.

5. 달걀이 거의 익은 것처럼 보이면, 스킬렛을 브로일러 밑에 넣는다. 1분 뒤에 확인해보면 윗부분이 갈색으로 막 변하기 시작했을 것이다.

6. 5의 상태일 때 꺼낸 스킬렛을 레인지 위에 올려놓고 몇 분 동안 그대로 둔다. 다 익은 프리타타를 접시 위에 미끄러뜨린다. 식기 전에 먹는다.

또는 이런 방법으로 먹을 수도 있다.

- 완성된 프리타타를 차게 식혀 비닐로 포장해 냉장 보관한다. 이튿날 꺼내서 토마토, 병아리콩, 약간의 드레싱과 섞어 먹어보자. 정말 맛있다!

- 차게 식힌 프리타타를 길게 썰어 샐러드 토핑으로 활용한다. 이렇게 썰어놓은 프리타타는 밀폐용기에 담거나 접시에 담아 비닐을 씌운 다음 냉장고 눈높이에 보관해 배고플 때 바로 발견할 수 있게 한다.

단백질 식품 중에서 내가 가장 좋아하는 종류인 생선은 맛좋고 칼로리가 매우 낮으며 쉽게 조리할 수 있다는 장점이 있다. 통상 생선은 뜨겁게 익혀 먹어야 제맛이다. 찬 생선도 좋지만 미국인의 입맛에는 딱히 맞지 않는다. 앞으로 언급할 참치만이 예외다.

생선 요리에는 규칙이 몇 가지 있다. 싱싱한 생선을 조리하는 경우라면 상관없지만, 냉동 생선을 쓸 경우에는 시간을 들여 천천히 녹이고 싶을 것이다. 이럴 때는 냉동 생선 한 팩을 요리하기 전날 밤 꺼내 냉장실에 넣어두고 밤새 녹이자. 요리 준비를 다 마치면 냉장실에서 생선을 꺼내 가볍게 두드려 물기를 뺀다. 좋아하는 허브와 향신료를 활용해 양념하되, 짠맛이 나는 것은 그것이 무엇이든 요리가 다 끝난 다음에 첨가하자.

생선구이

▼ 농어

열량 (170g)	단백질	탄수화물	지방
165kcal	30g	0g	4g

▼ 대구

열량 (170g)	단백질	탄수화물	지방
140kcal	30g	0g	5.8g

▼ 연어

열량 (170g)	단백질	탄수화물	지방
202kcal	35g	0g	5.8g

▼ 틸라피아

열량 (170g)	단백질	탄수화물	지방
198kcal	32g	0g	3.4g

▼ 숭어

열량 (170g)	단백질	탄수화물	지방
140kcal	30g	0g	1.1g

여러분이 지금 어떤 표정을 하고 있을지 눈앞에 선하다. 생선구이라니! 내가 기대치를 너무 높게 잡고 있다고 생각할 것이다. 하지만 날 믿으시길. 이건 정말 맛있는 요리다! 조리방법 또한 쉽다.

재료

생선육(틸라피아, 연어, 숭어, 양식 농어, 대구포 중 택1) 약 170~230그램, 향미를 더할 소금과 후추, 올리브 오일 스프레이 2회 분량

조리방법

1. 오븐에 작은 구이용 팬을 집어넣고 약 230~260℃로 예열한다.
2. 소금과 후추, 그리고 각자가 좋아하는 다른 향신료로 생선 양면에 간을

한다.

3. 알루미늄 포일 위에 올리브 오일을 뿌리고 그 위에 생선을 올린다.

4. 생선을 싼 포일을 오븐 속 달궈진 팬에 넣는다. 8~10분 동안 굽는다. 이렇게 포일에 싼 생선은 굳이 뒤집지 않아도 근사하게 구워진다.

5. 생선을 꺼내 1분 정도 식힌다.

이렇게 사용하자.

- 접시에 양껏 담은 잎채소 샐러드나 구운 채소에 곁들인다.
- 빵 대신 상추 위에 생선을 얹고 구운 토마토 소스를 곁들여 생선 샌드위치를 만든다.
- 저염 닭고기 브로스와 채소로 채운 큰 사발에 생선구이를 첨가해 근사한 수프를 만든다.
- 한입 크기로 잘라 통밀 파스타와 구운 토마토 위에 뿌린다.

먹으면 행복해지는 참치 샐러드

열량 (1인분)	단백질	탄수화물	지방
331kcal	47g	18g	6.5g

재료

병아리콩, 강낭콩 또는 흰콩이 담긴 저염 통조림 1/4컵을 국물을 빼고 헹궈서 준비, 양파 잘게 썬 것 1/4컵, 토마토 깍둑썰기한 것 1/4컵, 신선한 파슬리나 바질 잘게 썬 것 1큰술, 올리브 오일 1작은술, 갓 짜낸 레몬즙 1

큰술, 소금 한 자밤, 금방 갈아낸 후추 한 자밤, 완숙한 큰 달걀흰자 2개 썬 것, 물을 채운 참치 통조림(소금이 첨가되지 않은 것)에서 국물을 뺀 것 약 110~170그램

조리방법

1. 달걀과 참치를 제외한 모든 재료를 사발 하나에 담는다. 부드럽게 버무려 섞는다.
2. 흰자 썬 것과 참치를 위에 올린다.
3. 먹는다. 점심 도시락으로 준비해 사무실에서 먹기에 좋다. 입냄새가 걱정된다면 재료에서 양파를 빼자.

닭가슴살 허브 구이

열량 (1인분)	단백질	탄수화물	지방
138kcal	27g	2.8g	1.5g

내 식단에는 깍둑썰기한 닭고기를 샐러드에 토핑으로 얹거나 구운 채소에 곁들이는 식의 요리가 자주 등장한다. 닭가슴살 허브 구이는 그렇게 활용하기에 좋은 레시피다. 내가 개발한 머스터드 소스를 닭고기에 발라 구울 수도 있다. 어떤 식으로 조리한 것이든, 이 요리는 팻 제로 식사습관을 시작할 첫 달에는 주말마다 미리 준비해두어야 한다.

재료

각종 신선한 허브(마저럼marjoram, 오레가노, 파슬리, 차이브chive(서양 부추), 타임thyme(백리향이라고도 불리는 향신료) 등) 1/2큰술, 갓 짜낸 레몬즙 2작은술, 올리브 오일 1작은술, 뼈와 껍질을 발라낸 닭가슴살 약 140그램

조리방법

1. 오븐을 약 180℃로 예열한다.
2. 작은 사발에 허브, 레몬즙, 오일을 넣고 섞는다.

3. 여기에 닭고기를 넣어 버무리고 그 위에 2를 뿌린다. 닭고기를 베이킹 접시에 담아 고기 중앙에서 분홍기가 사라질 때까지 오븐에서 12~15분 동안 굽는다.

칠면조육 미트볼

열량 (1인분)	단백질	탄수화물	지방
213kcal	24g	8g	9.6g

앞에서도 이야기했지만, 내 식단을 그대로 지킨다면 여러분은 이 맛좋은 칠면조육 미트볼을 양껏 먹을 수 있다. 간식으로 두어 알을 먹든지 점심이나 저녁식사로 그보다 많은 양을 먹든지 간에, 빵이 아닌 상추에 싸서 먹도록 하자. 흔히 사용하는 빵가루 대신 현미를 활용하면 훨씬 건강한 요리를 만들 수 있다.

재료(3인분)

기름기 없는 칠면조 분쇄육 약 450그램, 마늘 3쪽 다진 것, 양파 곱게 다진 것 1/4컵, 신선한 파슬리 다진 것 1/4컵, 코셔소금kosher salt(요오드가 들어있지 않은 거친 소금) 1/2작은술, 금방 갈아낸 후추 1/2작은술, 마른 오레가노 1/2작은술, 큰 달걀 1개 으깬 것, 현미를 익혀 식힌 것 1/2컵, 올리브 오일 스프레이

조리방법

1. 올리브 오일을 제외한 모든 재료를 큰 사발에 담아 섞고, 이 반죽으로

지름 약 2.5센티미터 크기의 미트볼을 30개쯤 빚는다.

2. 테플론 처리된 큼직한 스킬렛에 올리브 오일을 스프레이로 넉넉히 뿌린다.

3. 스킬렛이 미트볼을 다 담을 만큼 크지 않으면 분량을 나눠 조리한다. 미트볼이 골고루 갈색으로 변하도록 간간이 뒤집어주며 5~6분간 익힌다.

변형 레시피

미트볼이 다 익으면 저염 마리나라 소스^{marinara} 한 병(유기농이 좋고 설탕은 미량 함유된 것이 좋다)을 팬에 붓는다. 소스에 잠긴 미트볼을 20분 동안 끓인다. 이렇게 소스에 조린 미트볼은 그냥 먹어도 좋고, 퀴노아, 파로 또는 통밀 파스타 위에 올려 점심으로 먹거나 스파게티나 호박, 기타 채소와 함께 저녁으로 먹어도 좋다.

붉은색 육류

담백한 버거

열량 (버거)	단백질	탄수화물	지방
247kcal	40g	3.2g	9g

갖은 잎채소, 토마토 1/2개 얇게 썬 것, 푹 삶은 브로콜리니를 곁들인 샐러드와 함께 내면 정말로 만족스런 한 끼가 될 수 있다!

재료

등심살 분쇄육 약 110그램, 신선한 로즈마리 다진 것 1작은술, 바비큐 소스 2작은술, 후추 빻은 것

조리방법

1. 작은 스킬렛을 중불로 달군다.
2. 고기를 사발에 담고 손으로 모든 재료를 함께 섞는다. 패티 모양으로 빚어 스킬렛에 올린 뒤 양면을 각각 최소 2분간 빠르게 굽는다.
3. 갖은 잎채소 2컵, 토마토 1/2개 얇게 썬 것, 푹 삶아낸 브로콜리니를 곁들인 샐러드와 함께 낸다.

콩

하퍼스 오일프리 후무스

열량 (1인분)	단백질	탄수화물	지방
97.5kcal	4g	18.7g	1g

재료(6인분, 1인분은 약 1/3컵)

갓 짜낸 레몬즙 2큰술, 소금 1/4작은술, 약 440그램 분량의 저염 병아리콩 통조림 1캔 국물 빼고 헹군 것, 마늘 1/2쪽 잘게 썬 것, 저염 채소 브로스(또는 물) 1/4컵

조리방법

1. 모든 재료를 푸드프로세서food processor(식품을 잘게 다지고, 잘게 자르고, 퓌레할 수 있는 기계)에 넣는다. 부드러워질 때까지 갈아낸다.
2. 밀폐 용기에 담아 냉장고에 넣는다. 냉장하면 5일까지 보관할 수 있다.

채소

이제 우리는 여러분 대부분이 지난 몇 년간 포식해본 적이 없을 식품을 다루려 한다. 여러분이 채소로 포식을 해왔다면 몸매도 지금과는 달랐을 것이고 지금처럼 체중감량에 관심을 기울일 필요도 없어졌을 것이다.

이번에도 굽는 요리가 많이 등장할 것이다. 나는 여러분이 이 조리방법을 적극적으로 활용해봤으면 한다. 우리는 또한 볶음 요리도 해볼 것이다. 〈도전! 팻 제로〉에서 체중감량에 가장 큰 공헌을 한 내 저녁 레시피는 바로 볶음 요리였다. 올리비아(시즌 11 우승자)가 이 요리로 효과를 봤다면, 여러분에게도 효과가 있을 것이다. 물론, 대부분의 채소는 생으로도 먹을 수 있고 센 불에 빨리 볶아내서도 먹을 수 있다. 핵심은 어떻게 해서든 채소를 많이 섭취하는 것이다.

표준 저녁용 샐러드

열량	단백질	탄수화물	지방
51kcal	2g	10g	0.5g

채소를 실컷 먹어보자! 색색이 다양할수록 만족스럽고 영양가 있는 샐러드가 만들어진다.

재료

갖은 잎채소 2컵, 4가지 채소 각각 1/4컵씩

조리방법

재료들을 섞어 만든 채소 모둠에 이 책에서 소개한 단백질 식품 구이를 아무것이나 곁들인 다음, 레시피에 있는 비네그레트 드레싱 중 하나를 그 위에 뿌린다.

하퍼스 코브샐러드

* 이 레시피에서 주의를 기울일 열량은 단백질(단백질 식품을 첨가할 경우)과 드레싱에서 나오는 열량이 전부다. 거기에는 신중을 기하되, 레시피에 열거한 채소는 먹고 싶은 만큼 많이 먹어도 된다!

재료

시금치, 상추, 루콜라를 하퍼사이즈로 준비(즉 먹고 싶은 만큼 많이), 당근 채 썬 것, 토마토 깍둑썰기한 것 하퍼사이즈로 준비, 체다 치즈 간 것 한 자밤(약 14그램), 완숙한 큰 달걀흰자 3개 썬 것, 닭고기 깍둑썰기(약 1.3센 티미터 크기로)한 것 1컵, 발사믹 드레싱

조리방법

잎채소, 당근, 토마토를 모두 큼지막한 사발에 쏟아낸다. 치즈, 달걀흰자, 닭고기를 위에 올리고 드레싱을 뿌린다.

하퍼스 볶음요리

▼ 닭고기를 뺀 점심 버전

열량 (1인분)	단백질	탄수화물	지방
257kcal	11g	40g	7g

▼ 닭고기를 포함한 점심 버전

열량	단백질	탄수화물	지방
382kcal	37g	40g	9g

▼ 닭고기를 뺀 저녁 버전

열량	단백질	탄수화물	지방
76kcal	3g	8g	4g

▼ 닭고기를 넣은 저녁 버전

열량	단백질	탄수화물	지방
201kcal	29g	9g	6g

두부를 넣었든 뺐든 간에 이 요리는 고기 없는 날(수칙 12 참조)을 위한 점심 메뉴(퀴노아를 곁들인)나 저녁 메뉴(퀴노아를 뺀) 레시피가 될 수 있다. 요리 중간에 닭가슴살이나 새우(껍질 벗긴 것 약 450그램)를 같이 넣고 볶아도 되는데, 그러면 짜잔! 이 핵심 채소 레시피는 곧장 가금육 요리가 되는 것이다!

재료(4인분)

올리브 오일 스프레이, 표고버섯 6~10개, 갖은 채소 썰어놓은 것 최소 약 450그램(브로콜리, 당근, 꼬마옥수수baby corn, 아스파라거스, 깍지완두snow pea, 히카마 또는 물밤^{water chestnut}, 콩나물을 섞어보는 것도 좋다), 마늘 3쪽 다진 것, 생 캐슈너트^{cashew}(열대 아메리카산 견과류) 1/4컵, 할라피뇨^{jalapeno}(멕시코 요리에 쓰이는 아주 매운 고추) 토막 썬 것 2큰술, 붉은 고춧가루 1작은술, 갓 짜낸 라임즙 1큰술, 익힌 퀴노아 2컵

조리방법

1. 큼지막한 스킬렛에 올리브 오일을 스프레이로 뿌리고 중간 센^{medium-high} 불로 달군다.

2. 버섯을 넣고 4분간 빨리 볶아낸다.

3. 나머지 채소, 마늘, 캐슈너트, 할라피뇨, 고춧가루를 뿌려 넣는다. 이따금 저어가면서 약 5분간 더 익힌다.

4. 채소가 물러지면 라임즙을 뿌린다.

5. 익힌 퀴노아를 채소 위에 얹는다.

앞 장에 제시된 식단에 이 레시피가 점심과 저녁 버전으로 나뉘어 등장한 것을 보았을 것이다. 좀 더 명확히 하자면 이렇다. 점심 버전에는 퀴노아를 포함시킬 수 있지만 저녁 버전에는 포함시키면 안된다(잊지 말자. 점심 식사 이후에 탄수화물 섭취는 금물이다).

얌을 구워 만든 해시브라운

열량	단백질	탄수화물	지방
158kcal	2g	37g	0.2g

재료

고구마(약 1.3센티미터 크기로) 깍둑썰기한 것 1컵, 소금 한 자밤, 금방 갈아낸 후추, 각자 좋아하는 말린 허브 1작은술, 올리브 오일 스프레이 3회 분량

조리방법

1. 오븐을 약 205℃로 예열한다.
2. 고구마를 사발에 담아 소금, 후추, 각자 선택한 허브로 간을 한다. 올리브 오일을 스프레이로 뿌리고 잘 버무려 고구마에 기름이 잘 묻게 한 다음, 이를 알루미늄 포일이나 쿠킹 시트 위에 올린다.
3. 30분 동안 또는 칼 끝으로 찔러봤을 때 무른 감이 있을 때까지 굽는다.

토마토 구이

열량 (1인분)	단백질	탄수화물	지방
101kcal	3g	16g	5g

재료(4인분)

잘 익은 토마토 속을 제거한 것 1.3킬로그램, 통마늘 하나를 세로로 잘라 올리브 오일 스프레이를 뿌려 기름을 입힌 것, 올리브 오일 1큰술, 소금 한 자밤, 금방 갈아낸 후추, 신선한 허브 다진 것 1큰술

조리방법

1. 오븐을 약 230℃로 예열한다.

2. 허브를 제외한 모든 재료를 섞는다.

3. 재료를 구이용 팬에 담고 알루미늄 포일로 덮은 다음 1시간 15분 동안 굽는다.

4. 포일을 벗겨 식힌다. 마늘은 눌러서 껍질을 벗겨내고 토마토, 신선한 허브와 함께 섞는다.

이렇게 이용할 수 있다.

- 수프에 넣어 먹는다.

- 소스나 양념으로 메인 요리와 함께 낸다.

- 닭고기와 다양한 채소를 곁들여 한 끼 식사로 먹는다.

가지 구이

열량 (1인분)	단백질	탄수화물	지방
59kcal	2.5g	14g	0.4g

재료(4인분)

깍둑썰기한 가지 약 910그램, 올리브 오일 스프레이, 신선한 허브 다진 것 2큰술

조리방법

1. 오븐을 약 230℃로 예열한다.

2. 가지를 큰 사발에 담고 올리브 오일 스프레이를 뿌려 잘 섞는다.

3. 가지를 구이용 팬에 한 겹으로 깔고 15분마다 뒤집으면서 45분 동안 굽는다.

4. 팬에서 덜어내 신선한 허브와 함께 버무린다.

이렇게 이용할 수 있다

- 토마토 구이(앞에서 소개한 레시피 참조)와 혼합해 라타투이ratatouille(프랑스 프로방스 지방에서 즐겨먹는 전통 채소 스튜) 또는 채소 스튜를 만든다.

- 퓌레와 섞어 고기요리와 함께 내거나 간식을 찍어 먹을 소스로 활용한다.

- 민트, 갈색설탕 한 자밤, 레몬으로 향미를 낸 냉채로 담아낸다.

아스파라거스 그릴 구이

열량	단백질	탄수화물	지방
17kcal	1.5g	3g	0.5g

재료(4인분)

아스파라거스 줄기 약 450그램(1묶음), 올리브 오일 스프레이, 각자 좋아하는 말린 허브 모듬 1/2큰술, 소금 한 자밤, 금방 갈아낸 후추

조리방법

1. 그릴이나 브로일러를 예열한다.

2. 아스파라거스의 딱딱한 부분을 잘라낸다. 줄기에 스프레이로 오일을 뿌린다.

3. 아스파라거스를 그릴 위나 브로일러 아래에 놓고 가끔 뒤집으면서 줄기가 부드러워지고 살짝 그을릴 때까지 약 5분간 익힌다.

4. 허브, 소금, 후추를 뿌린다.

이렇게 이용할 수 있다.

- 완숙한 달걀흰자 썬 것, 레몬이나 머스터드 약간, 피스타치오 약간을 얹어 점심용 샐러드로 낸다.
- 오믈렛 속을 채운다.
- 생선이나 가금육 요리에 곁들여 낸다.

콜리플라워 구이

열량 (1인분)	단백질	탄수화물	지방
58kcal	4.7g	11g	0.8g

재료(4인분)

큼지막한 콜리플라워 1개(또는 미리 분리해놓은 꽃 부분 1포), 올리브 오일 스프레이, 소금, 금방 갈아낸 후추, 파마산 치즈 간 것 1큰술, 향미를 낼 붉은 고춧가루

조리방법

1. 오븐을 약 230℃로 예열한다. 큰 솥에 물을 붓고 끓인다.

2. 콜리플라워 한 통을 여러 개의 꽃 부분으로 분리해 끓는 물에 넣고 3분 동안 또는 알덴테^{al dente} 상태가 될 때까지 익힌다.

3. 물에서 건져 물기를 빼고 오븐용 팬에 담는다.

4. 올리브 오일을 스프레이로 뿌린 다음 소금과 후추로 맛을 낸다.

5. 윗부분이 갈색으로 변하기 시작할 때까지 10~15분간 굽는다.

6. 파마산 치즈와 고춧가루를 뿌린 다음 2분 더 익혀 낸다.

이렇게 이용할 수 있다.

- 스테이크나 생선요리를 메인으로 한 저녁식사에 곁들인다.
- 잘 으깨서 매시드 포테이토^{mashed potato} 대용으로 삼는다.
- 우유 몇 큰술을 더해 걸쭉하게 끓여내 닭가슴살 구이 밑에 깐다.
- 저염 닭고기 브로스와 함께 걸쭉하게 끓여내 수프로 활용한다.

푹 삶은 브로콜리 또는 라피니

열량 (1인분)	단백질	탄수화물	지방
54kcal	4.6g	8g	1.7g

재료(4인분)

브로콜리 큰 통 1개 또는 라피니 1다발, 올리브 오일 1작은술, 마늘 2쪽 저민 것, 소금, 금방 갈아낸 후추

조리방법

1. 큰 솥에 물을 붓고 끓인다.

2. 브로콜리를 작은 꽃 부분들로 나눈다. 라피니를 이용할 경우, 딱딱한 끝을 잘라내고 약 5~7.5센티미터 길이로 썬다.

3. 브로콜리 또는 라피니를 끓는 물에 넣고 3분간 데친다. 소쿠리에 담아 물기를 뺀다.

4. 큼지막한 프라이팬에 기름을 두르고 마늘을 넣어 가열한 다음, 브로콜리나 라피니를 넣고 3분간 빨리 볶는다.

5. 소금과 후추로 간을 한다.

이렇게 이용할 수 있다.

• 오믈렛 속을 채운다.

• 저염 브로스 통조림과 함께 걸쭉하게 끓여내 몸에 좋고 든든한 채소 수프로 탄생시킨다.

• 통밀 파스타나 파로와 함께 버무려 낸다.

드레싱·소스

발사믹 드레싱

열량	단백질	탄수화물	지방
20kcal	0.1g	4.6g	0g

재료

발사믹 식초 1큰술, 디종 머스터드^{Dijon mustard} 1작은술, 갓 짜낸 레몬즙 2작은술

조리방법

재료를 한데 담아 휘저은 다음, 샐러드 위에 뿌리거나 채소 구이 위에 오븐에서 꺼내기 5분 전에 뿌려 익힌다.

칠리 드레싱

열량	단백질	탄수화물	지방
3kcal	0.5g	0.5g	0g

재료

녹색 양파scallion(덜 익은 녹색 양파) 잘게 다진 것 1작은술, 쌀 식초 1큰술, 브래그 리퀴드 아미노스Bragg Liquid Aminos(식품 브랜드 브래그Bragg에서 나온 제품으로 대두 추출물로 만든 단백질 농축액) 1/2작은술, 마늘 다진 것 1/8작은술, 신선한 생강 다진 것 1/8작은술, 붉은 고춧가루 한 자밤

조리방법

재료를 한데 담아 휘저은 다음 갖은 잎채소 샐러드 위에 뿌린다.

이 드레싱은 칼로리가 대단히 낮지만 브래그 리퀴드 아미노스 때문에 염분이 높아질 수 있다. 제시된 것보다 많은 양의 드레싱을 만들기 위해 재료의 양을 늘릴 때는 염분 수치에 주의를 기울이자. 그리고 한번에 1인분 이상 섭취하지 않도록 하자.

머스터드 비네그레트

열량	단백질	탄수화물	지방
38kcal	0g	7g	0g

재료

화이트와인 식초 1큰술, 디종 머스터드 2작은술, 아가베 1작은술

조리방법

재료를 한데 담아 휘저은 다음, 샐러드 위에 뿌리거나 채소 구이 위에 오

븐에서 꺼내기 5분 전에 뿌려 익힌다.

머스터드 소스

열량	단백질	탄수화물	지방
45kcal	2g	5.6g	0g

재료

무지방 그리스 요구르트 2큰술, 디종 머스터드 2작은술, 아가베 1작은술, 마늘 저민 것 1/2작은술

조리방법

재료를 작은 사발에 담아 섞는다. 구워낸 닭고기나 스테이크, 돼지고기 위에 얹는다.

페스토 소스

열량 (1인분)	단백질	탄수화물	지방
26kcal	1.1g	1.8g	1.8g

재료(4인분 조리)

신선한 바질 잘게 썬 것 1컵, 파마산 치즈 간 것 1큰술, 마늘 1쪽, 갓 짜낸 레몬즙 1/2큰술, 저염 채소 브로스 1/4컵, 호두 캐슈너트 또는 잣 다진 것

2큰술

조리방법

모든 재료를 푸드프로세서에 넣어 섞는다. 냉장고에 넣으면 5일까지 보관
할 수 있다.

세 가지 핵심 추가 레시피

팻 제로 셰이크

▼ 아몬드 우유 사용시

열량	단백질	탄수화물	지방
319kcal	16g	46g	9g

재료

제철 딸기류(딸기, 블루베리, 블랙베리 등) 1.5컵, 무지방 그리스 요구르트 1컵, 물이나 아몬드 우유 약 340그램(나는 개인적으로 물 약 170그램과 아몬드 우유 약 170그램을 섞어 쓰지만, 각자 입맛에 따라 배합은 달리할 수 있다.)

조리방법

모든 재료를 믹서기에 넣고 돌린다. 그리고 먹는다!

식사 대용 마법의 녹색 음료

열량	섬유질
340kcal	14g

재료(식사 대용 1회분, 에너지 보충용 오전 간식 2회분)

단백질 분말 2큰술(50칼로리), 신선한 케일 잘게 썬 것 1컵(30칼로리), 냉동 시금치 1컵(30칼로리), 블루베리 1/2컵(35칼로리), 작은 바나나 1/2개(40칼로리), 냉동 파인애플 1/2컵(45칼로리), 물 570그램

조리방법

모든 재료를 믹서에 넣고 재료가 완전히 섞일 때까지 돌린다.

나만의 브로스

브로스는 각종 수프의 기본 재료이자 팻 제로 규칙에 완벽히 들어맞는 음식이기도 하다. 칼로리는 낮고 영양소 함량은 높을 뿐 아니라 활용도도 높고 이용하기도 쉽다. 무엇보다 브로스는 위장을 든든히 채워 포만감을 일으킨다. 시중에 나와 있는 각종 저염 닭고기 브로스 통조림은 모두 괜찮은 제품이다. 이를 구입해 쓰거나, 아니면 여러분 자신만의 브로스를 만들어 쓸 수도 있다. 닭고기 브로스를 만드는 방법은 이렇다.

1. 익히지 않은 닭 한 마리를 통째로 큰 솥에 넣고 고기가 잠기도록 물을 붓는다.

2. 부유물을 걷어내면서 4시간 동안 끓인다.

3. 닭고기를 솥에서 건져내고 남은 국물을 식히면 근사한 브로스가 탄생한다. 건져낸 닭고기는 잘게 찢어두자. 이 고기는 앞으로 요리할 각종 수프에 도로 넣을 수도 있고, 샌드위치나 샐러드를 만들 때 쓸 수도 있다.

필자가 특히 좋아하는 브로스는 구운 토마토로 만든 브로스로, 이것은 수프를 만들 때뿐만 아니라 생선을 요리할 때도 사용할 수 있다(팬에 브로스를 두어 컵 붓고 끓인 뒤, 생선을 넣고 10분 넘게 익히면 요리가 완성된다). 이는 쉽고 배워둘 만한 레시피다. 만드는 방법은 다음과 같다.

1. 오븐을 약 230℃로 예열한다.

2. 큼지막한 구이용 팬에 토마토 여러 개를 껍질째 담고, 팬을 오븐에 넣어 1시간 또는 토마토가 뭉개져 쪼글쪼글해질 때까지 익힌다.

3. 오븐에서 꺼낸 토마토를 식힌 뒤 원하는 농도가 되도록 으깨 섞는다. 브로스나 조리용으로 쓰려면 묽게 만드는 것이 좋다. 칠면조육 버거에 케첩처럼 쓰려면 좀 더 진하게 만들자.

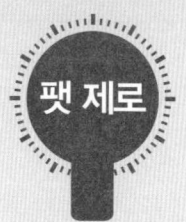

팻 제로

내가 라임 젤로 오메가3 파르페 같은 음식 얘기는 꺼내지 않겠다고 한 말을 기억하는가? 여러분이 그런 음식은 접하지 않게 할 생각이었지만, 메뉴 선택의 여지가 좀 더 넓어질 수 있도록 몇 가지 레시피를 더 귀띔해주려고 한다. 이제 소개할 것은 내가 좋아하는 음식인데, 아침과 점심, 저녁 기준으로 레시피를 분류해놓았다. 일단은 아침식사용 레시피 중 하나를 선택해 시간 여유가 있는, 그리고 굶주린 가족들이 여러분의 요리를 기다리는 토요일이나 일요일 아침에 시도해보자.

아침 옵션

최고의 아침 샌드위치

열량	단백질	탄수화물	지방
420kcal	26g	49g	13g

재료

저염 칠면조육 베이컨 약 28그램(3조각), 눌어붙음을 방지해주는 쿠킹 스프레이, 큰 달걀흰자 3개 으깬 것, 통곡물 빵 2쪽, 생시금치 1/2컵(어린 시금치도 좋고, 다 자란 것에서 줄기를 제거한 잎사귀를 써도 좋다), 토마토 1개 두껍게 썬 것

조리방법

1. 베이컨을 포장에 적힌 대로 조리한다. 조리된 것은 한쪽에 치워둔다.
2. 스킬렛 안에 쿠킹 스프레이를 뿌린다. 중불로 달군다.
3. 달걀흰자를 넣는다. 휘저어 스크램블을 만든다.
4. 그러는 동안 빵을 토스터에 굽는다.
5. 빵 1쪽에 토마토, 스크램블드에그, 베이컨을 얹고 그 위에 시금치를 올린 다음 다른 빵 1쪽으로 덮는다. 대각선을 따라 반으로 자른다.

신선한 허브 오믈렛

열량 (5+1)	단백질	탄수화물	지방
146kcal	25g	0g	4.4g

열량 (3+1)	단백질	탄수화물	지방
112kcal	17.5g	0g	4.4g

재료

눌어붙음을 방지해주는 쿠킹 스프레이, 5/3 +1 오믈렛 혼합물, 신선한 차이브 잘게 썬 것 1작은술, 신선한 파슬리 잘게 썬 것 1작은술, 신선한 바질 잘게 썬 것 1작은술, 신선한 오레가노 잘게 썬 것 1작은술

조리방법

1. 스킬렛에 쿠킹 스프레이를 뿌린 뒤 중불로 가열한다.
2. 달걀에 허브를 넣고 섞는다.
3. 달걀 혼합물을 스킬렛에 붓고 천천히 익히되, 가끔 가장자리를 들어 올려 액체가 아래쪽으로 흐르게 한다.
4. 3분 뒤에 오믈렛을 뒤집는다.
5. 2분 더 익힌 뒤 접시에 낸다.

녹색 달걀과 베이컨 요리

열량 (5+1)	단백질	탄수화물	지방
272kcal	29g	15g	8.4g

열량 (3+1)	단백질	탄수화물	지방
236kcal	22g	15g	8.4g

재료

눌어붙음을 방지해주는 쿠킹 스프레이, 저염 칠면조육 베이컨 얇은 것 2장, 엑스트라버진 올리브 오일 1작은술, 신선한 바질 잘게 썬 것 1/2큰술, 신선한 파슬리 잘게 썬 것 1/2큰술, 신선한 시금치 잘게 썬 것 1/2컵, 오믈렛 혼합물 5/3 +1, 파마산 치즈 간 것 2작은술, 통곡물 빵 토스터로 구운 것 1쪽

조리방법

1. 스킬렛 안에 쿠킹 스프레이를 뿌린 뒤 중불로 가열한다.

2. 베이컨을 올리고 양면을 각각 약 2분씩 바삭해지도록 굽는다.

3. 베이컨을 꺼내 으깬 다음 한쪽에 치워둔다. 페이퍼타월로 스킬렛 안을 닦는다.

4. 스킬렛에 올리브 오일을 붓고 바질, 파슬리, 시금치를 넣는다. 몇 분 동안 익혀 시금치의 숨을 약간 죽인다. 이 녹색채소 위에 달걀 혼합물을 붓고 휘저어 스크램블을 만든다.

5. 달걀이 다 익으면, 으깨놓은 베이컨을 얹고 파마산 치즈를 뿌려 토스트와 함께 낸다.

버섯 아스파라거스 스크램블

열량 (5+1)	단백질	탄수화물	지방
164kcal	27g	3.6g	4.6g

열량 (3+1)	단백질	탄수화물	지방
131kcal	20.5g	3.6g	4.6g

재료

눌어붙음을 방지해주는 쿠킹 스프레이, 크레미니 버섯^{cremini mushroom}4개 썬 것, 딱딱한 줄기를 잘라낸 아스파라거스 3개를 약 0.6센티미터 두께로 동그랗게 썬 것, 샬롯^{shallot}(작은 양파의 일종) 다진 것 1/2큰술, 브래그 리퀴드 아미노스 1작은술, 5/3 +1 오믈렛 혼합물

조리방법

1. 스킬렛에 쿠킹 스프레이를 뿌린다.

2. 스킬렛을 중불로 가열한다. 버섯, 아스파라거스, 샬롯을 넣고 약 4분간 익힌다.

3. 브래그 리퀴드 아미노스를 조금씩 뿌리고 녹을 때까지 젓는다.

4. 달걀을 넣고 휘저어 스크램블을 만든다.

이탈리안 에그 샌드위치

열량 (5+1)	단백질	탄수화물	지방
317kcal	33g	30g	7.5g

열량 (3+1)	단백질	탄수화물	지방
283kcal	26g	30g	7.5g

재료

눌어붙음을 방지해주는 쿠킹 스프레이, 5/3 +1 오믈렛 혼합물, 신선한 바질 잘게 썬 것 1/2큰술, 파마산 치즈 간 것 1큰술, 빨간 피망 잘게 썬 것 1/4컵, 작은 크기의 플럼 토마토plum tomato 1/2개 썬 것, 통밀 잉글리시 머핀 1개

조리방법

1. 스킬렛에 쿠킹 스프레이를 뿌린다.

2. 달걀에 바질과 파마산 치즈를 넣고 섞는다. 혼합물은 한쪽에 치워둔다.

3. 스킬렛을 중불로 가열한다. 피망과 토마토를 넣고 약 4분간 익힌다.

4. 달걀 혼합물을 넣고 휘저어 스크램블을 만든다.

5. 달걀을 익히는 동안 잉글리시 머핀을 토스터로 굽는다. 달걀을 떠서 머핀에 바른다.

우에보스 란체로스 Huevos Rancheros [5/]

열량 (5+1)	단백질	탄수화물	지방
469kcal	43g	43g	18g

열량 (3+1)	단백질	탄수화물	지방
435kcal	35g	43g	18g

재료

지름 약 15센티미터 크기의 통밀 토르티야 2장, 눌어붙음을 방지해주는 쿠킹 스프레이, 5/3 +1 오믈렛 혼합물, 저염 또는 무염 검정콩 통조림, 국물 빼고 헹군 것 1/4컵, 그린 살사[salsa] 1/4컵, 아보카도 1/4개 얇게 썬 것

조리방법

1. 토르티야를 오븐 토스터나 일반 오븐에 넣고 약 180℃에서 바삭해질 때까지 5분간 익힌다.

2. 스킬렛에 쿠킹 스프레이를 뿌리고 중불로 가열한다.

3. 달걀을 넣고 휘저어 스크램블을 만든다.

4. 달걀을 토르티야 위에 얹는다.

5. 콩과 살사를 팬에 담고 가열한다.

6. 토르티야와 달걀 위에 콩과 살사를 얹는다. 아보카도를 곁들여 맛있게 먹는다.

5/ 프라이하거나 삶은 달걀을 토르티야에 얹고 토마토소스를 치는 멕시코 요리.

비엘티B.L.T. 스크램블 [6/]

열량	단백질	탄수화물	지방
349kcal	21g	29g	16g

재료

눌어붙음을 방지해주는 쿠킹 스프레이, 저염 칠면조육 베이컨 2장, 큰 달 걀흰자 3개, 토마토 1개 토막 썬 것, 아보카도 1/4개 얇게 저민 것, 통곡물 빵 토스터로 구운 것 1쪽

조리방법

1. 스킬렛에 쿠킹 스프레이를 뿌리고 중불로 가열한다.
2. 베이컨을 넣고 양면을 각각 약 2분씩 바삭해지도록 굽는다.
3. 스킬렛에서 베이컨을 꺼내 식힌 뒤 잘게 부순다.
4. 페이퍼타월로 스킬렛 안을 닦는다.
   스킬렛에 달걀과 토마토, 부순 베이컨을 넣고 스크램블을 만든다.
5. 접시에 담아 아보카도를 위에 얹고 토스트와 함께 낸다.

아침식사용 알싸한 피타 pita [7/]

열량 (5+1)	단백질	탄수화물	지방
404kcal	38g	36g	11.4g

6/ 비엘티는 베이컨(bacon), 상추(lettuce), 토마토(tomato)를 넣은 샌드위치를 일컫는다.

7/ 지중해·중동 지방에서 유래한 둥글고 넓적한 빵.

열량 (3+1)	단백질	탄수화물	지방
370kcal	30.5g	36g	11.4g

루콜라는 맵싸한 향미와 감칠맛을 더해주며, 다음과 같은 평범한 오믈렛/
스크램블 재료를 특별한 요리로 만들어준다.

재료

눌어붙음을 방지해주는 쿠킹 스프레이, 루콜라 잘게 썬 것 1/2컵, 5/3 +1
오믈렛 혼합물, 모차렐라 치즈 약 28그램, 통밀로 만든 중간 크기의 피타
데운 것 1개

조리방법

1. 스킬렛에 쿠킹 스프레이를 뿌리고 중불로 가열한다.
2. 루콜라를 넣고 저어가며 채소가 숨이 죽을 때까지 2~3분간 익힌다.
3. 달걀과 치즈를 넣는다. 휘저어 스크램블을 만든다.
4. 따뜻한 피타의 속을 스크램블로 채워 맛있게 먹는다.

아침식사용 카프레제 랩 Caprese Wrap [8/]

열량	단백질	탄수화물	지방
288kcal	18g	28g	12g

재료

눌어붙음을 방지해주는 쿠킹 스프레이, 5/3 + 1 오믈렛 혼합물, 신선한 바질 잘게 썬 것 1큰술, 지름 약 25센티미터 크기의 통밀 토르티야 1장, 작은 플럼 토마토 1개 얇게 썬 것, 모차렐라 치즈 약 57그램

조리방법

1. 스킬렛에 쿠킹 스프레이를 뿌리고 중불로 가열한다.
2. 달걀과 바질을 넣는다. 휘저어 스크램블을 만든다.
3. 스크램블을 토르티야 위에 얹고 그 위에 토마토와 모차렐라 치즈를 올린다. 토르티야를 버리토[burrito] 모양으로 만다.

고구마와 허브 프리타타

열량 (5+1)	단백질	탄수화물	지방
203kcal	27g	13g	4.6g

열량 (3+1)	단백질	탄수화물	지방
169kcal	19g	13g	4.6g

8/ 카프레제는 토마토와 모차렐라 치즈를 활용한 이탈리아식 샐러드를 일컫는다.

재료

올리브 오일 스프레이, 붉은 양파 잘게 다진 것 1큰술, 빨간 피망 얇게 썬 것 1/4컵, 고구마 채 썬 것 1/4컵, 5/3 + 1 오믈렛 혼합물, 신선한 바질 잘게 썬 것 1큰술, 신선한 로즈마리 잘게 썬 것 1작은술

조리방법

1. 브로일러를 켠다. 예열되는 동안 중간 크기의 스킬렛을 레인지 위에 올리고 중간 센 불로 가열한다. 스킬렛 안에 올리브 오일을 뿌린다.

2. 양파, 피망, 고구마를 스킬렛에 넣고 5분간 빨리 볶는다. 불의 세기를 약하게 낮춘다.

3. 채소 위에 달걀, 바질, 로즈마리를 붓고, 혼합물을 천천히 익히면서 간간이 가장자리를 들어올려 프리타타가 타지 않는지 확인한다.

4. 달걀이 거의 익은 듯 보이면 스킬렛을 브로일러 아래에 넣는다. 1분 뒤에 확인해보자. 윗부분이 갈색으로 막 변하기 시작했을 것이다.

5. 스킬렛을 브로일러에서 꺼내 1분간 그대로 둔다. 그런 다음 프리타타를 접시 위에 미끄러뜨린다. 식기 전에 먹는다.

봄채소 오믈렛

열량 (5+1)	단백질	탄수화물	지방
308kcal	32g	33g	6g

열량 (3+1)	단백질	탄수화물	지방
274kcal	24g	33g	6g

재료

눌어붙음을 방지해주는 쿠킹 스프레이, 5/3 +1 오믈렛 혼합물, 토마토 토막 썬 것 1/4컵, 주키니zucchini 깍둑썰기한 것 1/4컵, 빨간 피망 토막 썬 것 1/4컵, 신선한 시금치 잘게 썬 것 1/2컵, 통곡물로 만든 잉글리시 머핀 1개 또는 토스터로 구운 통곡물 빵 1쪽

조리방법

1. 중간 크기의 스킬렛에 쿠킹 스프레이를 뿌린다. 중불로 예열한다.
2. 중간 크기의 사발에 달걀과 채소를 넣고 섞는다.
3. 이 혼합물을 스킬렛에 붓고 중불로 몇 분간 익힌다. 간간이 가장자리를 들어 올려 달걀물이 밑으로 흘러들도록 한다.
4. 주걱으로 접어 납작하게 누른다.
5. 한 번 뒤집어 다시 몇 분간 계속 익힌다.
6. 토스터에 구워낸 통곡물 잉글리시 머핀과 함께 낸다.

아침식사용 케사디야quesadilla[9]

열량 (5+1)	단백질	탄수화물	지방
399kcal	31g	33g	16.4g

열량 (3+1)	단백질	탄수화물	지방
357kcal	23g	33g	16.4g

9/ 넓은 밀가루 토르티야를 반으로 접어 치즈를 비롯한 내용물을 넣고 구워낸 후 부채꼴 모양으로 3~4등분해 먹는 요리.

재료

눌어붙음을 방지해주는 쿠킹 스프레이, 피망 잘게 썬 것 1/4컵, 신선한 시금치 잘게 다진 것 1/4컵, 토마토 토막 썬 것 1/4컵, 쿠민cumin 1/8작은술, 칠리파우더 1/8작은술, 5/3 +1 오믈렛 혼합물, 지름 약 15센티미터 통밀 토르티야 2장, 아보카도 1/4개 얇게 썬 것, 금방 갈아낸 후추 약간

조리방법

1. 오븐을 약 180℃로 예열한다. 스킬렛에 쿠킹 스프레이를 뿌리고 중불로 가열한다.

2. 피망, 시금치, 토마토, 쿠민, 칠리파우더를 넣는다. 2분간 빨리 볶아낸다.

3. 달걀을 넣고 휘저어 스크램블을 만든다.

4. 토르티야를 베이킹 시트 위에 얹는다. 토르티야 위에 달걀 혼합물을 올리고, 아보카도와 피망을 더한 다음, 다른 토르티야로 덮는다.

5. 위를 살짝 눌러 오븐에 넣고 10분 동안 익힌다(케사디야는 큰 스킬렛에 올리브 오일을 뿌려 중불로 익힐 수도 있다. 주걱으로 살짝 눌러가며 익히자).

6. 삼각형 모양으로 잘라 맛있게 먹는다.

아침식사용 베리 퀴노아 시리얼

열량	단백질	탄수화물	지방
216kcal	8g	26g	5g

재료

익히지 않은 퀴노아 찬물에 헹궈 물기 뺀 것 1/4컵, 아몬드 우유 1/4컵, 물 1/2컵, 아마씨 간 것 1/2큰술, 시나몬 1/4작은술, 각종 딸기류 1/2컵

조리방법

1. 냄비에 퀴노아, 우유, 물을 함께 넣는다. 센 불에 올려 끓을 때까지 가열한다.
2. 불 세기를 중약으로 줄이고 뚜껑을 닫은 뒤, 퀴노아가 나슬나슬해지고 물이 대부분 스며들 때까지 약 15분간 곤다.
3. 아마씨, 시나몬, 딸기류를 넣고 휘젓는다.

가을호박 오트밀

열량	단백질	탄수화물	지방
255kcal	9g	34g	10g

재료

귀리 으깬 것 1/2컵, 아몬드 우유 또는 탈지우유 1/4컵, 물 1/2컵, 시나몬 1/4작은술, 육두구 1/4작은술, 호박 퓌레 통조림 1/4컵, 아마씨 간 것 1/2큰술, 견과류(호두, 피칸, 아몬드 등) 다진 것 1큰술

조리방법

1. 작은 냄비에 귀리, 우유, 물, 시나몬, 육두구를 넣는다. 냄비를 불에 올

려 천천히 끓인다.

2. 호박 퓌레, 아마씨, 견과류를 넣는다.

3. 섞이도록 저으면서 오트밀이 완성될 때까지 3~4분 더 천천히 끓인다.

사과와 견과류 오트밀

열량	단백질	탄수화물	지방
212kcal	8g	19g	12g

재료

귀리 으깬 것 1/2컵, 물 1/4컵, 아몬드 우유 1/4컵, 사과 1/2개 깍둑썰기
한 것, 생아몬드 12알 잘게 다진 것, 시나몬 1/4작은술, 육두구 한 자밤,
아마씨 간 것 1큰술

조리방법

1. 작은 냄비에 귀리, 물, 아몬드 우유, 사과를 넣고, 약한 불에서 5분 동
안 천천히 끓인다.

2. 아몬드, 시나몬, 육두구, 아마씨를 넣고 젓는다.

바나나 블루베리 단백질 팬케이크

열량	단백질	탄수화물	지방
380kcal	38g	51g	9.1g

재료

눌어붙음을 방지해주는 쿠킹 스프레이, 귀리 으깬 것 1/2컵, 무지방 리코타치즈 1/2컵, 큰 달걀흰자 4개, 바나나 1/2개, 베이킹파우더 1/8작은술, 바닐라 농축액 1/2작은술, 블루베리 1/2컵

조리방법

1. 큼지막한 스킬렛이나 그리들griddle(커다랗고 두꺼우며 테두리가 없는 철판으로 과자, 팬케이크, 스콘 등을 불 위에 올려놓고 최소한의 지방으로 요리하도록 설계된 팬)에 쿠킹 스프레이를 뿌리고 중불로 가열한다.
2. 블루베리를 뺀 모든 재료를 한데 섞는다.
3. 반죽 안에 블루베리를 끼워넣는다.
4. 스킬렛이 뜨거워지면(반죽을 한 방울 떨어뜨렸을 때 바로 지글지글거릴 정도), 반죽을 네 덩이로 나누어 부어 팬케이크 모양을 만든다.
5. 중불에서 중간에 한 번 뒤집어 양면을 각각 약 90초씩 익힌다.

바나나 견과류 팬케이크

열량	단백질	탄수화물	지방
397kcal	24g	34g	19g

재료

눌어붙음을 방지해주는 쿠킹 스프레이, 큰 달걀흰자 4개, 귀리 으깬 것 1/2컵, 감미료 첨가되지 않은 사과소스 1/4컵, 시나몬 1/2작은술, 바닐라

농축액 1/2작은술, 베이킹파우더 1/8작은술, 바나나 1개 얇게 썬 것, 피칸 다진 것 2큰술

조리방법

1. 스킬렛이나 그리들에 쿠킹 스프레이를 뿌린다. 중불로 가열한다.
2. 바나나와 피칸을 제외한 모든 재료를 푸드프로세서에 넣고 돌려 반죽을 만든다.
3. 반죽 안에 바나나와 피칸을 집어넣는다.
4. 반죽을 냄비 위에 부어 큼지막한 팬케이크 모양을 만든다.
5. 중불에서 양면을 각각 60~90초씩 익힌다.

바나나 견과류 시나몬 머핀

열량	단백질	탄수화물	지방
343kcal	24g	47g	7.6g

재료(2인분 – 머핀 4개)

작은 바나나 푹 익은 것 1개, 시나몬 2작은술, 큰 달걀흰자 8개, 귀리 으깬 것 1컵, 감미료 첨가되지 않은 사과소스 1/2컵, 호두 다진 것 2큰술

조리방법

1. 오븐을 약 180℃로 예열한다.
2. 작은 사발에 바나나를 넣고 포크로 으깬다.

3. 호두를 제외한 모든 재료를 푸드프로세서나 믹서기에 넣어 섞는다.

4. 호두를 반죽 속에 집어넣는다.

5. 6구 머핀팬에 페이퍼라이너로 컵을 만들어 4구를 일렬로 채운다. 혼합물을 머핀컵에 나눠 담는다.

6. 머핀이 다 익을 때까지 20~25분간 굽는다(머핀 중앙에 이쑤시개를 집어넣었다 뺐을 때 아무것도 묻어나오지 않아야 한다).

베리 소스를 곁들인 고구마 귀리 팬케이크

열량	단백질	탄수화물	지방
253kcal	21g	36g	3g

재료(큰 팬케이크 1장 또는 작은 팬케이크 2~3장)

중간 크기의 고구마 1개를 익혀서 식힌 뒤 썰어낸 것, 귀리 으깬 것 1/4컵, 큰 달걀흰자 4개, 바닐라 농축액 1/4작은술, 시나몬 1/2작은술, 육두구 1/8작은술, 아마씨 간 것 1/2큰술, 블랙베리 1/4컵, 물 2큰술, 눌어붙음을 방지해주는 쿠킹 스프레이

조리방법

1. 고구마, 귀리, 달걀흰자, 바닐라, 향신료, 아마씨를 믹서기나 푸드프로세서에 함께 넣는다. 부드러워질 때까지 간다.

2. 큼직한 스킬렛이나 그리들에 쿠킹 스프레이를 뿌린다. 중불로 가열한다.

3. 작은 솥에 딸기류와 물을 담고 약한 불로 5분간 끓인다. 포크로 딸기를

으깬다.

4. 반죽을 스킬렛에 붓고 큰 팬케이크 하나 또는 작은 팬케이크 두세 개를 만든다.

5. 한 번 뒤집어 양면을 각각 1분 30초~2분간 익힌다.

6. 팬케이크 위에 따뜻한 베리 소스를 얹어 낸다.

망고 블루베리 파르페

열량	단백질	탄수화물	지방
203kcal	7g	43g	1.5g

재료

무지방 그리스 요구르트 약 170그램, 망고 깍둑썰기한 것 1/2컵, 블루베리 1/2컵, 호박씨 1큰술

조리방법

1. 요구르트 절반을 떠서 접시에 담는다. 과일과 호박씨를 위에 뿌린다.

2. 나머지 요구르트를 그 위에 올리고, 또 한 번 과일과 씨앗을 뿌린다.

애플 베리 셰이크

열량	단백질	탄수화물	지방
337kcal	9g	42g	12g

재료

사과 1/2개, 케일 잘게 썬 것 1컵, 갖은 딸기류 1/2컵, 아마씨 간 것 1큰술, 아몬드 우유 1컵, 얼음 1/4컵

조리방법

모든 재료를 믹서기에 넣고 부드러워질 때까지 돌린다.

딸기 바나나 스무디

열량	단백질	탄수화물	지방
235kcal	7.5g	52g	1.3g

재료

무지방 그리스 요구르트 약 170그램, 얼린 바나나 1/2개(신선한 바나나를 사용할 경우에는 얼음을 첨가하자), 딸기 저민 것 1컵, 과육이 있는 오렌지즙 1/2컵

조리방법

1. 모든 재료를 믹서기에 넣고 원하는 농도에 달할 때까지 간다.
2. 내용물을 긴 잔에 담는다.

다양한 점심 메뉴

내가 좋아하는 점심 레시피 몇 가지를 소개하겠다. 사전준비에 공을 들이지 않고도 쉽게 만들 수 있는 요리들이다. 몇 번 시도해보면, 여러분은 굳이 지루하고 불만족스러운 메뉴로 점심을 때울 필요가 없다는 사실을 알게 될 것이다.

케일이 들어간 남서부식 닭요리

열량	단백질	탄수화물	지방
232kcal	29g	22g	3.5g

재료

올리브 오일 스프레이, 양파 1/4개 깍둑썰기한 것, 말린 오레가노 1작은술, 쿠민 간 것 1작은술, 칠리파우더 1작은술, 익히지 않은 퀴노아 1/4컵, 저염 채소 브로스 1/2컵, 케일 잘게 썬 것 2컵, 저염 검정콩 통조림 국물 빼고 헹군 것 1/4컵. 토마토 1/2개 토막 썬 것, 익힌 닭고기 깍둑썰기한 것 약 85그램

조리방법

1. 냄비를 중불로 가열한다. 올리브 오일을 뿌려 기름을 입히고, 양파를 넣어 전반적으로 투명하고 부드러워질 때까지 천천히 익힌다.

2. 향신료와 퀴노아를 더한다. 2분간 볶는다.

3. 브로스를 붓고 불을 줄여 퀴노아가 부드러워지고 국물이 자작해질 때까지 10~15분간 끓인다.

4. 케일을 넣고 저어가며 채소의 숨이 죽을 때까지 약 2분 더 익힌다.

5. 콩, 토마토, 닭고기를 넣어 섞고 데운다.

치포틀레Chipotle 칠면조육 타코[10]

열량	단백질	탄수화물	지방
340kcal	32g	37g	11g

재료

올리브 오일 1큰술, 노란 양파 1/4개 다진 것, 빨간 피망 1/4개 잘게 썬 것, 기름기 없는 칠면조 분쇄육 약 85그램, 아도보[adobo](닭고기와 돼지고기, 오징어, 채소 등을 식초와 후추, 마늘, 소금으로 양념하여 익힌 필리핀의 대표적인 요리) 소스로 양념되어 통조림 가공된 치포틀레 페퍼 1개 씨를 빼고 다진 것, 쿠민 간 것 1/4작은술, 붉은 고춧가루 1/4작은술, 금방 갈아낸 후추 1/4작은술, 토마토 1/2개 토막 썬 것, 지름 약 15센티미터 크기의 통밀

10/ 치포틀레 페퍼chipotle pepper는 향이 강한 멕시코산의 고추로, 절이거나 애피타이저로, 또는 고기 스튜나 소스 등에 첨가해 먹는다.

또는 통곡물 토르티야 2장, 상추 잘게 썬 것 1/2컵, 살사(선택사항)

조리방법

1. 스킬렛에 올리브 오일을 두르고 중불로 가열한다.

2. 양파와 피망을 넣는다. 채소가 부드러워질 때까지 5분 동안 빨리 볶아낸다.

3. 칠면조육, 치포틀레 페퍼, 쿠민, 고춧가루와 후추, 토마토를 넣고 가끔 저어가면서 다 익을 때까지(칠면조육의 분홍기가 사라질 때까지) 익힌다.

4. 혼합물을 2장의 토르티야 위에 같은 양으로 덜어낸다. 원할 경우 그 위에 상추와 살사를 얹어낸다.

아이 타코와 망고 샐러드

열량	단백질	탄수화물	지방
466kcal	50g	41g	15g

재료

뼈를 발라낸 아이 참치 살코기 약 110그램, 올리브 오일 스프레이, 소금, 망고 깍둑썰기한 것 1/4컵, 아보카도 깍둑썰기한 것 1/4컵, 붉은 양파 잘게 다진 것 1큰술, 신선한 고수잎cilantro 잘게 썬 것 2작은술, 갓 짜낸 라임즙 1작은술, 지름 약 15센티미터 크기의 통밀 또는 통곡물 토르티야 2장, 붉은잎 상추 또는 배추 채 썬 것 1/2컵, 살사(선택사항)

조리방법

1. 스킬렛을 1~2분 정도 표면이 델 것처럼 뜨거워질 때까지 가열한다. 그 동안 참치에 올리브 오일 스프레이를 살짝 뿌려 기름을 입히고 약간의 소금과 후추로 간을 한다.

2. 달궈진 스킬렛에 참치를 올려 약 45초간 익힌다. 시끄러운 소리를 내며 익을 것이다.

3. 참치를 뒤집어 그 면도 45초~1분 동안 익힌다(속이 약간 덜 익은 고기가 취향이 아니라면 30초 더 익히자). 냄비에서 꺼내 얇게 썬다.

4. 작은 사발에 망고, 아보카도, 양파, 고수잎, 라임즙을 넣고 살살 섞는다.

5. 토르티야 두 장에 참치를 반씩 나눠 담는다. 여기에 망고 아보카도 혼합물을 올린다. 원할 경우 상추나 배추, 살사를 얹어 낸다.

칠면조 시금치 볼로네즈 [11/]

열량	단백질	탄수화물	지방
271kcal	27g	24g	9g

재료

통밀 또는 통곡물 파스타 익히지 않은 것 1/4컵(익힌 것은 1/2컵), 올리브 오일 스프레이, 노란양파 1/4개 다진 것, 마늘 1쪽 잘게 다진 것, 이탈리안 시즈닝Italian seasoning 1작은술, 저염 닭고기 브로스 1/4컵, 저염 스파게티 소스 1/2컵, 신선한 시금치 잘게 썬 것 1컵

11/ 스파게티 볼로네즈는 고기, 토마토 등으로 만든 소스를 얹은 스파게티를 말한다.

조리방법

1. 파스타를 포장에 적힌 대로 익힌다. 물에서 건져 물기를 뺀다.

2. 중간 크기의 스킬렛을 중불로 가열하고 올리브 오일을 뿌린다. 양파와 마늘을 넣고 1~2분간 빨리 볶는다.

3. 칠면조육과 이탈리안 시즈닝을 넣고 섞는다. 가끔 저어가며 다 익을 때까지(칠면조육에 분홍기가 사라질 때까지) 익힌다.

4. 닭고기 브로스를 넣고 4분간 끓인다.

5. 스파게티 소스를 섞어 5분 더 끓인다.

6. 시금치와 파스타를 넣는다. 3~5분간 익힌다(이 정도면 시금치의 숨이 죽을 것이다).

칠면조 칠리 요리

열량	단백질	탄수화물	지방
315kcal	30g	33g	9g

재료

올리브 오일 스프레이, 작은 노란 양파 1/2개 깍둑썰기한 것, 마늘 1쪽 다진 것, 빨간 피망 1/2개 토막 썬 것, 작은 주키니 1/2개 깍둑썰기한 것, 흰 살 칠면조 분쇄육 약 110그램, 쿠민 간 것 1/4작은술, 칠리파우더 1/4작은술, 금방 갈아낸 후추 1/4작은술, 토마토 퓌레 통조림 약 400그램 1캔, 저염 채소 브로스 1/3컵, 케일 잘게 썬 것 2컵

조리방법

1. 스킬렛에 스프레이로 올리브 오일을 뿌린다. 양파, 마늘, 피망, 주키니를 넣는다. 채소가 부드러워질 때까지 4~5분간 익힌다.

2. 칠면조육, 쿠민, 칠리파우더, 후추를 넣는다. 4분 더 익힌다.

3. 토마토 퓌레와 브로스를 넣는다.

4. 불을 높여 내용물이 거의 끓을 때까지 자주 저어주면서 익힌다.

5. 불을 낮추고 뚜껑을 덮은 채로 10분 더 끓인다(칠리가 너무 진해지면 브로스나 물을 더 붓는다).

6. 불에서 내려 마지막으로 케일을 넣고 숨이 죽을 때까지 저어준다.

가든 터키 피타 Garden Turkey Pita

열량	단백질	탄수화물	지방
332kcal	16g	39g	2g

재료

디종 머스터드 1작은술, 하퍼스 오일프리 후무스 1큰술, 통밀 또는 통곡물로 만든 피타 1개, 아기 시금치 한 줌, 토마토 1/2개 얇게 썬 것, 페르시아 오이 1/2개 어슷썰기한 것, 아보카도 1/4개 얇게 썬 것, 저염 칠면조 가슴살 델리 슬라이스 약 70그램

조리방법

1. 피타 안쪽에 머스터드와 후무스를 바른다.

2. 시금치, 토마토, 오이, 아보카도, 칠면조육으로 피타의 속을 채운다.

구운 닭고기를 곁들인 지중해풍 샐러드

열량	단백질	탄수화물	지방
254kcal	27g	16g	8g

재료

드레싱 레드와인 식초 1큰술, 디종 머스터드 1작은술, 갓 짜낸 레몬즙 1작은술, 말린 오레가노 한 자밤

샐러드 갖은 잎채소 잘게 썬 것 3컵, 토마토 1/2개 잘게 썬 것, 페르시아 오이 1개 잘게 썬 것, 페타 치즈feta cheese 뭉갠 것 2큰술, 저염 병아리콩 통조림 국물 빼고 헹군 것 1/4컵, 칼라마타 올리브kalamata olive 저민 것 2큰술, 구운 닭가슴살 얇게 썬 것 약 85그램

조리방법

1. 작은 사발에 드레싱 재료들을 한데 담고 휘젓는다.
2. 샐러드볼에 갖은 잎채소를 담는다.
3. 토마토, 오이, 페타 치즈, 병아리콩, 올리브를 같이 넣는다.
4. 그 위에 드레싱을 뿌려 가볍게 섞는다.
5. 샐러드 위에 닭고기를 얹는다.

무화과 샐러드

열량	단백질	탄수화물	지방
394kcal	32g	39g	12g

재료

샐러드 갖은 잎채소 2컵, 신선한 무화과 2개 사등분한 것, 대서양 가자미 halibut(넙치 또는 큰가자미에 가까운 생선) 구운 것 약 140그램, 병아리콩 통조림 국물 빼고 헹군 것 1/4컵, 페르시아 오이 1개 토막 썬 것, 아보카도 1/4개 깍둑썰기한 것, 염소치즈 뭉갠 것 1큰술

드레싱 화이트와인 식초 2큰술, 갓 짜낸 레몬즙 1작은술, 디종 머스터드 1작은술

조리방법

1. 갖은 잎채소 위에 무화과, 대서양 가자미, 병아리콩, 오이, 아보카도, 치즈를 올린다.
2. 드레싱 재료들을 섞어 샐러드 위에 뿌리고 살살 섞는다.

프랑스식 닭고기 샐러드 상추쌈

열량	단백질	탄수화물	지방
219kcal	23g	18g	6g

재료

익힌 닭가슴살 깍둑썰기한 것 약 85그램(또는 익힌 템페 약 85그램), 사과 1/2개 깍둑썰기한 것, 셀러리 대 1개 토막 썬 것, 샬롯 잘게 다진 것 2작은술, 신선한 타라곤tarragon(사철쑥이라고도 함) 잘게 다진 것 1작은술(말린 것일 경우 1/2작은술), 생 호두 또는 구운 호두 다진 것 1큰술, 화이트와인 식초 1작은술, 무지방 그리스 요구르트 2큰술, 상추잎 3장(버터상추butter lettuce 또는 로메인 상추romaine lettuce)

조리방법

1. 상추를 뺀 모든 재료를 사발에 넣고 부드럽게 섞는다.
2. 완성된 닭고기 샐러드를 스푼으로 떠서 상추잎 3장에 똑같이 나눠 담는다.

참치 병아리콩 니스 샐러드

열량	단백질	탄수화물	지방
303kcal	32g	32g	7g

재료

참치 흰 양파 잘게 다진 것 1큰술, 붉은 양파 잘게 다진 것 1/2큰술, 갓 짜낸 레몬즙 1작은술, 디종 머스터드 1작은술, 화이트와인 식초 2작은술, 물을 채운 참치 통조림(소금 첨가되지 않은 것) 국물 뺀 것 약 85그램, 금방 갈아낸 후추 약간

샐러드 저염 병아리콩 통조림 국물 빼고 헹군 것 1/4컵, 페르시아 오이 1

개 어슷썰기 한 것, 갖은 잎채소 잘게 썬 것 3컵, 완숙한 큰 달걀흰자 1개 얇게 썬 것

조리방법

1. 참치 재료를 모두 작은 사발에 담아 섞는다.

2. 달걀을 제외한 모든 샐러드 재료를 또 다른 사발에 담아 섞는다.

3. 샐러드 혼합물을 접시에 쏟고 그 위에 참치 혼합물과 달걀 썬 것을 얹는다.

가지 피자 머핀

열량	단백질	탄수화물	지방
255kcal	17g	40g	4g

재료

가지 슬라이스(0.6센티미터 두께로 썬 것) 2개, 통밀 또는 통곡물로 만든 잉글리시 머핀 1개, 저염 마리나라 소스 1큰술, 모차렐라 치즈 간 것 1큰술

조리방법

1. 오븐을 약 180℃로 예열한다.

2. 끓는 물 위에 올린 찜받침에 가지 저민 것을 올려놓고, 가지편이 부드러워질 때까지 약 5분간 찐다.

3. 그러는 동안 반으로 자른 머핀을 작은 베이킹 시트 위에 올린다.

4. 가지가 다 익으면 가지편을 하나씩 머핀 반쪽 위에 올린다.

5. 그 위에 마리나 소스를 바르고 치즈를 뿌린다.

6. 이를 오븐에 넣고 치즈가 녹을 때까지 5~7분간 익힌다.

랜초 파히타Rancho Fajita

열량	단백질	탄수화물	지방
439kcal	45g	46g	13g

재료

지름 약 15센티미터 크기의 통밀 또는 통곡물 토르티야 2장, 올리브 오일 1큰술, 양파 1/4개 얇게 썬 것, 마늘 1쪽 다진 것, 빨간 피망 1/2개 길게 썬 것, 쿠민 간 것 1/2작은술, 칠리파우더 1/2작은술, 말린 오레가노 1/2 작은술, 기름기 없는 등심살 스테이크(또는 템페) 가늘고 길게 썬 것 약 85 그램, 토마토 잘게 썬 것 1/2컵, 신선한 시금치 잘게 썬 것 2컵, 상추 채 썬 것 1/2컵, 무지방 그리스 요구르트 1큰술, 살사(선택사항)

조리방법

1. 오븐을 약 180℃로 예열한다. 토르티야를 알루미늄 포일에 싸서 오븐에 넣고 3~4분 동안 데운다. 다 데워지면 꺼내 접시에 올린다.

2. 그동안 스킬렛에 오일을 붓고 중불로 가열한다.

3. 양파, 마늘, 피망, 쿠민, 칠리파우더, 오레가노를 넣는다. 양파가 부드러워질 때까지 1~2분간 익힌다.

4. 스테이크(또는 템페)를 스킬렛에 넣는다. 스테이크가 부드러워지고 분홍기가 걷힐 때까지(또는 템페가 황갈색이 될 때까지) 약 2분간 익힌다.

5. 토마토와 시금치를 넣고 3분 더 익힌다.

6. 시금치의 숨이 죽고 국물이 대부분 증발했으면, 내용물을 2장의 토르티야 위에 똑같이 나눠 올린다.

7. 그 위에 채 썬 상추를 뿌린다. 원한다면 약간의 요구르트와 살사를 더해도 좋다.

참치 파로 채소 샐러드

열량	단백질	탄수화물	지방
363kcal	31g	51g	2g

재료

파로 익혀서 식힌 것 1/2컵, 신선한 오레가노 잘게 썬 것 1작은술(또는 말린 오레가노 1/2작은술), 신선한 파슬리 잘게 썬 것 1작은술(또는 말린 파슬리 1/2작은술), 디종 머스터드 1작은술, 화이트와인 식초 2작은술, 갓 짜낸 레몬즙 1작은술, 물에 채운 참치 통조림(소금 첨가되지 않은 것) 국물 뺀 것 약 85그램, 칼라마타 올리브 잘게 썬 것 2큰술, 케이퍼caper 국물 빼고 헹궈 잘게 썬 것 2작은술, 방울토마토 반으로 썬 것 1/2컵, 저염 흰콩 통조림(카넬리니 콩cannellini bean 또는 흰 강낭콩navy bean) 국물 빼고 헹군 것 1/4컵

조리방법

1. 사발에 파로와 오레가노, 파슬리, 머스터드, 식초, 레몬즙을 넣고 잘 섞는다.
2. 이를 참치 토막, 올리브, 케이퍼, 방울토마토, 콩 위에 뿌려 살살 섞는다.

파로 볶음

열량	단백질	탄수화물	지방
442kcal	36g	48g	12g

재료

눌어붙음을 방지해주는 쿠킹 스프레이, 노란 양파 잘게 썬 것 1/4컵, 당근 1/2개 어슷썰기 한 것, 닭가슴살 길게 썬 것 약 110그램, 브로콜리 꽃부분 1/2컵, 주키니 얇게 썬 것 1/2컵, 브래그 리퀴드 아미노스 1큰술, 아몬드버터 1/2큰술, 구운 참기름 1작은술, 파로 익힌 것 1/2컵

조리방법

1. 스킬렛에 쿠킹 스프레이를 뿌리고 중불로 달군다.
2. 양파와 당근을 넣고 채소가 부드러워질 때까지 3~5분간 끓인다.
3. 닭고기를 넣고 젓는다. 3분 더 익힌다.
4. 브로콜리, 주키니, 브래그 리퀴드 아미노스, 아몬드버터, 참기름을 넣는다.
5. 5분 더 익힌 뒤 따뜻한 파로 위에 덮어 낸다.

카레 치킨과 퀴노아 샐러드

열량	단백질	탄수화물	지방
283kcal	27g	39g	3g

재료

닭가슴살 익혀서 식힌 것 약 85그램, 카레가루 1/4작은술, 무지방 그리스 요구르트 1/4컵, 퀴노아 익힌 것 1/4컵, 사과 잘게 썬 것 1/4컵, 셀러리 대 1/2개 녹색 부분만 잘게 썬 것, 황금 건포도golden raisin 1큰술, 신선한 시금치 잘게 썬 것 2컵

조리방법

1. 사발에 시금치를 제외한 모든 재료를 넣고 섞는다.
2. 시금치 위에 샐러드를 얹어 낸다.

매콤한 퀴노아 파에야Paella

열량	단백질	탄수화물	지방
363kcal	5g	45g	5g

재료

올리브 오일 스프레이, 양파 1/4개 잘게 썬 것, 마늘 1쪽 으깬 것, 빨간 피망 1/2개 토막 썬 것, 붉은 고춧가루 한 자밤, 말린 오레가노 1/4작은술, 코리안더coriander 간 것 1/4작은술, 주키니 깍둑썰기한 것 1/2컵, 닭고기 깍

둑썰기한 것 약 110그램, 익히지 않은 퀴노아 헹궈서 물기 뺀 것 1/4컵, 저염 닭고기 브로스 3/4컵, 신선한 시금치 잘게 썬 것 2컵

조리방법

1. 스킬렛을 중불로 달군다. 올리브 오일 스프레이를 뿌려 기름을 두른다.
2. 양파, 마늘, 피망을 넣고 채소가 부드러워질 때까지 4~5분간 빨리 볶는다.
3. 고춧가루, 오레가노, 코리안더, 주키니를 넣고 저어 2분 더 익힌다.
4. 닭고기를 넣고 3분 더 볶되, 간간이 저으면서 모든 면을 골고루 익힌다.
5. 퀴노아를 넣고 2분간 익혀 노릇노릇해지게 만든다.
6. 브로스를 붓고 불을 줄인 뒤 뚜껑을 닫는다. 퀴노아가 속까지 익고 브로스가 다 스며들 때까지 15분간 끓인다.
7. 시금치를 넣고 시금치의 숨이 죽을 때까지 젓는다.

그릴에 구운 닭고기와 오레가노 민트 퀴노아

열량	단백질	탄수화물	지방
312kcal	29g	40g	4.6g

재료

올리브 오일 스프레이, 노란 양파 잘게 썬 것 1/4컵, 익히지 않은 퀴노아 헹궈서 물기 뺀 것 1/4컵, 저염 닭고기 브로스 1/2컵, 신선한 오레가노 잘게 썬 것 1작은술(또는 말린 것 1/2작은술), 신선한 민트 잘게 썬 것 1작은술,

갓 짜낸 레몬즙 2작은술, 갓 짜낸 오렌지즙 2작은술, 화이트와인 식초 1작은술, 페르시아 오이 1개 토막 썬 것, 토마토 1/2개 잘게 썬 것, 익힌 닭고기 깍둑썰기한 것 85그램, 신선한 시금치 잘게 썬 것 2컵

조리방법

1. 냄비를 중불로 가열한다. 올리브 오일 스프레이를 뿌리고, 양파를 넣어 4분간 빨리 볶아낸다.
2. 퀴노아를 넣고 2분간 굽는다. 브로스를 붓고 불을 줄인 다음, 퀴노아가 완전히 익고 브로스가 스며들 때까지 10~15분간 천천히 끓인 뒤 식힌다.
3. 오레가노, 민트, 레몬즙, 오렌지즙, 식초를 넣고 저어서 섞는다.
4. 오이, 토마토, 닭고기, 시금치를 넣고 버무린다.

버섯 보리 수프

열량	단백질	탄수화물	지방
241kcal	31g	23g	3g

재료

올리브 오일 스프레이, 노란 양파 1/4개 잘게 다진 것, 셀러리 대 1개 녹색 부분만 잘게 썬 것, 당근 1/2개 잘게 썬 것, 월계수 잎 1장, 닭고기 깍둑썰기한 것 약 110그램, 신선한 타임 1작은술, 양송이버섯 5개 얇게 썬 것, 익히지 않은 보리 1/4컵, 저염 닭고기 브로스 2컵, 파슬리 다진 것 1큰술

조리방법

1. 스킬렛을 중불로 가열한다. 스프레이로 올리브 오일을 뿌린다.

2. 양파, 셀러리, 당근, 월계수 잎을 넣는다. 채소가 부드러워질 때까지 4~5분간 천천히 끓인다.

3. 닭고기, 타임, 버섯을 넣고 5분 더 익힌다.

4. 보리를 넣고 2분간 익혀 노릇노릇해지게 만든다.

5. 브로스를 붓고 불을 줄인 다음, 보리가 부드러워질 때까지 25분 동안 곤다.

6. 파슬리로 고명을 얹는다.

든든한 토마토 바질 수프

열량	단백질	탄수화물	지방
197kcal	11g	36g	2g

재료

올리브 오일 스프레이, 노란 양파 굵게 썬 것 1/4컵, 마늘 작은 것 1쪽 다진 것, 당근 굵게 썬 것 1/4컵, 월계수 잎 1장, 빨간 고춧가루 1/4작은술, 저염 통조림에 든 토마토 토막 썬 것 1컵, 저염 흰콩 통조림(카넬리 콩, 흰 강낭콩 등) 국물 빼고 헹군 것 1/2컵, 저염 닭고기 브로스 1컵, 신선한 바질 잘게 썬 것 1큰술

조리방법

1. 냄비를 중불로 달구고 스프레이로 올리브 오일을 뿌린다.

2. 양파, 마늘, 당근, 월계수 잎, 고춧가루를 넣는다. 양파와 당근이 부드러워질 때까지 4~5분간 재빨리 볶는다.

3. 토마토, 콩, 닭고기 브로스를 넣는다. 끓으면 불을 약하게 줄이고 15분 동안 곤다.

4. 불에서 내려 살짝 식힌다. 월계수 잎을 꺼내고 바질을 넣는다.

5. 믹서기나 푸드프로세서에 넣고 부드러워질 때까지 돌린다.

6. 아까의 냄비에 도로 담아 데운다. 맛있게 먹는다.

맛좋은 편두콩 수프

열량	단백질	탄수화물	지방
217kcal	10g	42g	2g

재료

말린 편두콩 1/4컵, 올리브 오일 스프레이, 당근 잘게 썬 것 1/4컵, 양파 잘게 썬 것 2큰술, 셀러리 잘게 썬 것 2큰술, 마늘 1쪽 다진 것, 월계수 잎 1장, 말린 타임 1/2작은술, 토마토 페이스트 1/2큰술, 껍질 벗긴 고구마 깍둑썰기한 것 1/2컵, 저염 닭고기 브로스 1 1/2컵, 소금과 금방 갈아낸 후추 약간, 신선한 파슬리 잘게 썬 것 1/2큰술, 파마산 치즈 간 것 1/2큰술

조리방법

1. 편두콩을 헹궈 물기를 뺀다. 한쪽에 치워둔다. 중간 크기의 솥에 올리

브 오일을 골고루 뿌린다.

2. 당근, 양파, 셀러리, 마늘을 넣고 채소가 부드러워질 때까지 중불에서 5분간 빨리 볶는다.

3. 월계수 잎, 타임, 토마토 페이스트를 넣고 1분간 젓는다.

4. 편두콩, 고구마를 넣고 다시 1분간 젓는다.

5. 브로스를 넣고 끓인다. 끓으면 불을 줄이고 뚜껑을 닫고 채소와 편두콩이 부드러워질 때까지 15~20분 동안 곤다. 간간이 저어준다.

6. 소금, 후추로 간한다. 뜨거울 때 파슬리와 파마산 치즈를 뿌려 먹는다.

페스토 아보카도 랩

열량	단백질	탄수화물	지방
348kcal	26g	31g	15g

재료

지름 약 15센티미터 크기의 통밀 또는 통곡물 토르티야 1장, 페스토 소스 1큰술, 신선한 시금치 잘게 썬 것 1/2컵, 그릴에 구운 닭고기(또는 익힌 템페) 얇게 썬 것 약 85그램, 알팔파alfalfa 싹 헐겁게 모둔 것 1/2컵, 약 4센티미터 두께의 토마토 슬라이스 1개 사등분한 것, 아보카도 1/4개 얇게 썰거나 깍둑썰기한 것

조리방법

1. 토르티야를 놓고 그 위에 페스토 소스를 바른다.

2. 가운데에 시금치를 얹고 그 위에 닭고기 또는 템페를 얹는다.

3. 새싹, 토마토, 오이, 아보카도를 겹겹이 쌓는다.

4. 말아서 랩을 만든다.

지중해풍 채소 오픈 버거

열량	단백질	탄수화물	지방
216kcal	13g	41g	2g

재료

귀리 으깬 것 1/4컵, 빨간 피망 1/4개 굵게 썬 것, 붉은 양파 1/4개 굵게 썬 것, 저염 병아리콩 통조림, 국물 빼고 헹군 것 1/4컵, 큰 달걀 1개에서 흰자만 분리해낸 것, 마늘 파우더 1작은술, 신선한 파슬리 잘게 썬 것 1큰 술, 눌어붙음을 방지해주는 쿠킹 스프레이, 통밀 또는 통곡물 잉글리시 머핀 토스터에 구운 것 1/2개, 토마토 1개 얇게 썬 것, 무지방 그리스 요구르트 1큰술

조리방법

1. 오븐을 약 190℃로 예열한다.

2. 귀리를 푸드프로세서에 넣어 곱게 갈고, 이를 작은 사발에 옮겨 담는다.

3. 피망과 양파를 푸드프로세서에 넣고 곱게 다진다.

4. 병아리콩을 중간 크기 사발에 담아 포크로 으깬다.

5. 병아리콩이 담긴 사발에 귀리, 피망, 양파를 넣는다.

6. 작은 사발에 달걀흰자, 마늘 파우더, 파슬리를 함께 담는다. 휘저어 섞은 다음 이를 귀리 혼합물 위에 붓는다.

7. 모든 재료를 한데 섞어 약 2센티미터 두께의 패티 모양으로 빚는다.

8. 베이킹 시트에 쿠킹 스프레이를 뿌리고 그 위에 패티를 얹는다. 패티가 황갈색이 될 때까지 양면을 각각 5~6분간 굽는다.

9. 이를 잉글리시 머핀 위에 올리고, 그 위에 토마토와 요구르트를 얹는다.

아시아풍 냉누들 샐러드

열량	단백질	탄수화물	지방
260kcal	30g	21g	6g

재료

브래그 리퀴드 아미노스 2작은술, 청주 식초(또는 화이트와인 식초) 1작은술, 금방 간 생강 1/8작은술, 구운 참기름 1/4작은술, 청양파(스캘리언) 1개, 흰 부분만 잘게 썬 것, 익힌 닭고기 얇게 썬 것 약 110그램, 오이 저민 것 1/4컵, 당근 저민 것 1/4컵, 빨간 피망 저민 것 1/4컵, 소바면 포장에 적힌 방법에 따라 익혀 차게 식힌 것 약 57그램

조리방법

1. 브래그 리퀴드 아미노스, 식초, 생강, 참기름, 청양파를 작은 사발에 담아 휘저어 섞은 다음 한쪽에 놔둔다.

2. 닭고기, 채소, 면을 사발에 함께 담는다.

3. 만들어둔 드레싱을 그 위에 뿌려 살살 버무린다.

오렌지 발사믹 글레이즈를 입힌 채소 구이

열량	단백질	탄수화물	지방
295kcal	27g	37g	4g

재료

주키니 작은 것 1/2개 깍둑썰기한 것, 빨간 피망 토막 썬 것 1/2컵, 토마토 1/2개 토막 썬 것, 아스파라거스 3개(딱딱한 부분을 제거해 약 2.5센티미터 굵기의 편으로 썬 것), 올리브 오일 스프레이, 발사믹 식초 2작은술, 갓 짜낸 오렌지즙 2작은술, 샬롯 다진 것 1큰술, 익힌 닭고기 깍둑썰기한 것 1/2컵, 신선한 파슬리 잘게 썬 것 1큰술

조리방법

1. 오븐을 약 205℃로 예열한다.
2. 주키니, 피망, 토마토, 아스파라거스를 사발에 담아 섞은 다음, 올리브 오일 스프레이를 뿌려 기름을 입힌다. 테가 있는 베이킹 시트 위에 골고루 펼쳐놓는다.
3. 5분간 구운 뒤 주걱으로 뒤집어 다시 5분을 굽는다.
4. 발사믹 식초, 오렌지즙, 샬롯을 작은 사발에 담아 섞고, 이를 뜨거운 채소 위에 뿌린다. 5분 더 굽는다.
5. 채소가 부드러워지면 퀴노아, 닭고기, 파슬리와 함께 버무린다.

고구마 검정콩 버리토

열량	단백질	탄수화물	지방
396kcal	29g	61g	4.6g

재료

올리브 오일 스프레이, 노란 양파 1/2개 잘게 썬 것, 쿠민 간 것 1/4작은술, 시나몬 1/4작은술, 카옌 후춧가루 1/4작은술, 말린 오레가노 1/4작은술, 고구마 껍질째로 깍둑썰기(가로세로 약 4센티미터 크기로) 한 것 1/2컵, 작은 토마토 1/2개 토막 썬 것, 익힌 닭고기 채 썬 것 약 85그램, 저염 검정콩 통조림, 국물 빼고 헹군 것 1/4컵, 지름 약 25센티미터 크기의 통밀 토르티야 1개

조리방법

1. 스킬렛에 올리브 오일 스프레이를 뿌리고 중불로 달군다.

2. 양파를 넣고 부드러워질 때까지 약 5분간 빨리 볶는다.

3. 향신료와 얌을 넣는다. 간간이 저어주면서 고구마를 포크로 찔러 부드럽게 들어갈 때까지 약 8~10분 동안 익힌다.

4. 토마토, 닭고기, 검정콩을 넣어 섞고 충분히 익힌다.

5. 완성된 것을 스푼으로 떠 토르티야에 얹고 버리토 모양으로 만다.

저녁 레시피는 팻 제로 메뉴를 통틀어 가장 쉬운 축에 들 것이다. 최소한 가장 간단히 할 수 있는 레시피이기는 할 것이다. 저녁 식단에 탄수화물은 최소한도로 포함시키는 것이 좋으며, 식사 자체도 될 수 있는 한 잠자리에 들기 최소 3시간 전에 해야 한다는 점을 명심하자. 한마디로 여러분은 단백질을 섭취하고 섬유질을 챙기고 다시 단백질을 먹고 섬유질을 먹고 다시 단백질, 섬유질…식으로 먹어야 한다. 이제 소개할 것들은 그 두 가지 영양소를 다량 함유한 맛좋은 메인 요리 레시피다. 이들은 여러분에게 영양뿐 아니라 행복감까지 제공할 것이다.

페스토 소스 국수호박 Spaghetti Squash 요리와 채소구이

열량	단백질	탄수화물	지방
219kcal	24g	23g	6g

재료

익힌 국수호박 1컵(조리방법 1번), 작은 토마토 1개 씨 제거하고 토막 썬 것, 빨간 피망 잘게 썬 것 1/2컵, 주키니 잘게 썬 것 1/2컵, 마늘 1쪽 다진

것, 올리브 오일 스프레이, 페스토 소스

조리방법

1. 국수호박을 반으로 잘라 스푼으로 속과 씨를 제거한다. 이를 유리로 된 베이킹 접시에 단면이 밑으로 가도록 놓는다. 물을 약 0.6센티미터 정도로 채운다. 랩으로 덮는다. 전자레인지에 넣고 고온에서 15분간 익힌다.

2. 그러는 동안 오븐을 약 230℃로 예열한다.

3. 호박이 다 익으면 포크로 껍질에서 속살을 긁어낸다. 국수 면발 같은 긴 줄 모양으로 긁어져 나올 것이다. 1컵 분량을 준비해 데워둔다. 나머지는 나중에 사용하도록 밀폐용기에 담아 냉장고에 보관한다.

4. 토마토, 피망, 주키니와 마늘을 넣고 버무린다. 올리브 오일 스프레이를 뿌려 기름을 골고루 입힌다.

5. 채소를 구이용 팬에 담은 뒤 알루미늄 포일로 덮은 상태에서 20분간 굽는다.

6. 페스토 소스를 국수호박에 넣어 버무리고, 그 위에 구운 채소를 올린다.

오렌지 글레이즈를 입힌 닭요리

열량	단백질	탄수화물	지방
175kcal	26g	9g	3g

재료

올리브 오일 스프레이, 갓 짜낸 오렌지즙 1큰술, 아가베 2작은술, 금방 간

생강 1/2작은술, 뼈와 껍질을 제거한 닭가슴살 약 140그램

조리방법

1. 브로일러를 예열한다. 베이킹 시트 위에 알루미늄 포일을 깔고 올리브 오일을 뿌린다.
2. 오렌지즙, 아가베, 생강을 작은 사발에 담고 휘저어 섞는다.
3. 만들어진 글레이즈를 닭고기 양면에 붓으로 바른다.
4. 양면을 각각 5분씩 굽는다.

닭고기를 곁들인 글레이즈드 비트 펜넬 샐러드

열량	단백질	탄수화물	지방
206kcal	23g	13g	7g

재료

비트 작은 것 1개, 루콜라 1컵, 갖은 잎채소 1컵, 펜넬 뿌리 1/4개 얇게 썬 것, 익힌 닭고기 깍둑썰기한 것 약 110그램, 구운 아몬드 굵게 썬 것 2큰술, 발사믹 드레싱

조리방법

1. 오븐을 약 205℃로 예열한다.
2. 비트를 포크에 끼워 알루미늄 포일로 싼다. 45분 동안 굽는다. 오븐에서 꺼내 포일에 싼 채로 식힌다.

3. 포일을 벗긴 뒤 페이퍼타월로 비트를 문질러 껍질을 벗겨낸다. 비트를 반으로 잘라 반달 모양의 편으로 썬다.

4. 접시에 루콜라와 갖은 잎채소를 풍성히 올리고, 그 위에 펜넬, 비트, 닭고기, 아몬드를 얹는다. 드레싱을 뿌려 낸다.

구운 아스파라거스를 곁들인 로즈마리 레몬 연어요리

열량	단백질	탄수화물	지방
237kcal	31g	7g	9g

재료

큰 아스파라거스 줄기 6개, 올리브 오일 스프레이, 금방 갈아낸 후추, 자연산 연어 뼈 제거한 것 약 110그램, 갓 짜낸 레몬즙 1큰술, 신선한 로즈마리 잔가지 1개, 레몬 슬라이스 2조각

조리방법

1. 오븐을 약 205℃로 예열한다. 베이킹 시트 위에 알루미늄 포일을 깐다.

2. 아스파라거스의 딱딱한 부분(끝에서 약 2.5센티미터까지)을 잘라내고 줄기를 베이킹 시트 위에 올린다. 올리브 오일 스프레이를 뿌려 기름을 입힌다. 아스파라거스 위에 후추를 약간 뿌려 버무린다. 줄기들이 한 층으로 놓이게 한다.

3. 아스파라거스 위에 연어를 올린다. 레몬즙을 뿌린다. 로즈마리 잔가지를 연어 위에 올리고 그 위에 레몬조각을 올린다.

4. 연어가 바삭바삭해지고 아스파라거스가 진한 녹색이 될 때까지 12~15분간 굽는다.

으깬 콜리플라워와 시금치를 곁들인 스테이크

열량	단백질	탄수화물	지방
341kcal	27g	10g	21g

재료

올리브 오일 스프레이, 약 2.5센티미터두께의 허릿살(보섭살top sirloin, 안심tenderloin, 등심top loin) 스테이크 약 110그램, 금방 갈아낸 후추, 콜리플라워 잘게 썬 것 1.5컵, 마늘 1/2쪽, 저염 채소 브로스 1/2컵, 파마산 치즈 간 것 2작은술, 말린 타임 1/4작은술, 신선한 시금치 2컵

조리방법

1. 중대 사이즈의 스킬렛 또는 웍wok(중국 음식을 볶거나 요리할 때 쓰는 우묵하게 큰 냄비)에 올리브 오일을 뿌리고 중불로 가열한다.

2. 스테이크를 후추로 양념한다. 양면을 각각 최소한 2분 동안 빨리 구워낸다. 구워진 스테이크는 한쪽에 치워둔다.

3. 작은 솥에 콜리플라워와 브로스를 담아 뚜껑을 닫고 포크로 콜리플라워를 찔렀을 때 부드러운 감이 느껴질 때까지 5~7분간 곤다.

4. 콜리플라워를 건져 푸드프로세서에 넣고, 브로스도 버리지 말고 둔다. 푸드프로세서에 마늘을 첨가해 부드러워질 때까지 간 다음, 브로스를 부

어 농도를 조절한다. 파마산 치즈와 타임을 넣고 푸드프로세서를 돌려 섞는다. 매시드 포테이토같이 질척한 정도가 되어야 한다.

5. 남은 브로스를 다른 스킬렛에 2큰술 담아 중불로 가열한다. 시금치를 넣고 뚜껑을 덮어 시금치의 숨이 죽을 때까지 중불로 1~2분간 익힌다.

6. 접시 위에 스테이크를 담고 시금치와 콜리플라워를 곁들여 담는다.

참기름 양념한 케일에 올린 아시아풍 연어요리

열량	단백질	탄수화물	지방
378kcal	41g	15g	9g

재료

디종 머스터드 1작은술, 브래그 리퀴드 아미노스 1작은술, 신선한 생강 간 것 1/4작은술, 마늘 다진 것 1/4작은술, 자연산 연어 약 140그램, 케일 잘게 썬 것 2컵, 구운 참기름 1작은술

조리방법

1. 오븐을 약 205℃로 예열한다.

2. 작은 사발에 디종 머스터드, 브래그 리퀴드 아미노스, 생강, 마늘을 넣고 섞는다.

3. 이렇게 만든 소스를 연어 양면에 붓으로 바른다.

4. 생선을 베이킹 접시에 담고 10~12분 동안, 포크로 찔렀을 때 바삭한 감이 날 때까지 굽는다.

5. 그러는 동안 케일을 숨만 죽을 정도로 2분간 찐다. 쪄낸 케일을 참기름에 버무린다.

6. 양념한 케일 위에 연어를 올린다.

레몬 타임 소스 돼지고기 구이

열량	단백질	탄수화물	지방
235kcal	33.7g	2g	9.5g

이 요리는 토마토 구이와 샐러드와 곁들여 먹으면 아주 맛있다.

재료

올리브 오일 스프레이, 돼지고기 등심 가운뎃살^{loin chop} 얇게 썬 것 약 110그램, 금방 갈아낸 후추, 저염 닭고기 브로스 또는 채소 브로스 1/4컵, 갓 짜낸 레몬즙 1큰술, 신선한 타임 잘게 썬 것 1작은술, 마늘 1/2쪽 다진 것

조리방법

1. 스킬렛을 중불로 가열하고 올리브 오일을 살짝 뿌린다.

2. 돼지고기를 으깬 후추로 양념한다. 고기를 스킬렛에 담고 양면을 각각 2분간 빨리 구워낸다. 접시에 옮겨 담아 한쪽에 치워둔다.

3. 스킬렛에 브로스, 레몬즙, 타임, 마늘을 넣고 중불로 가열한다. 소스가 약간 졸 때까지 2~3분간 끓인다.

4. 소스에 돼지고기를 넣고 고기에서 분홍기가 사라질 때까지 2~3분 더 익힌다.

페타치즈와 바질로 속을 채운 닭가슴살 요리와 주키니 구이

열량	단백질	탄수화물	지방
250kcal	36g	10g	2.6g

재료

올리브 오일 스프레이, 페타치즈 으깬 것 1큰술, 신선한 바질 잘게 썬 것 1큰술, 햇볕에서 말린 토마토 잘게 썬 것 1큰술, 뼈와 껍질을 제거한 닭가슴살을 약 1.3센티미터 두께가 되도록 두드린 것 약 140그램, 중간 크기의 주키니 1개 약 0.6센티미터 두께로 둥글게 썬 것, 금방 갈아낸 후추 약간

조리방법

1. 오븐을 약 180℃로 예열한다. 베이킹 접시에 올리브 오일을 살짝 뿌린다.

2. 작은 사발에 페타 치즈, 바질, 햇볕에 말린 토마토를 넣고 섞는다. 한쪽에 치워둔다.

3. 닭고기를 베이킹 접시에 놓는다. 페타치즈 혼합물을 고기 중앙에 올린다. 고물이 감싸지도록 닭고기를 포개 이쑤시개로 고정시킨다.

4. 둥글게 썬 주키니를 베이킹 접시에 같이 담고 올리브 오일을 살짝 뿌린다. 후추로 양념한다.

5. 닭고기가 다 익고(분홍기가 사라지고 맑은 육수가 흐르고) 주키니가 부드러워질 때까지 15~20분간 굽는다.

케이준 틸라피아 포켓

열량	단백질	탄수화물	지방
214kcal	37g	11g	3.5g

재료

올리브 오일 스프레이, 자연산 틸라피아 살코기 약 170그램, 라임 1/2개, 케이준 시즈닝 1작은술, 아스파라거스 줄기 4개 딱딱한 끝부분을 제거한 것, 중간 크기의 빨간 피망 1/2개 가늘고 길게 썬 것, 방울토마토 6개 반으로 자른 것, 금방 갈아낸 후추

조리방법

1. 오븐을 약 190℃로 예열한다. 큼지막한 알루미늄 포일에 올리브 오일을 살짝 뿌린다.

2. 틸라피아를 포일 위에 올린다. 라임을 살코기 양면에 반씩 짜서 뿌리고, 케이준 시즈닝을 양면에 토닥여 바른다.

3. 아스파라거스, 피망, 토마토에 올리브 오일을 뿌리고 후추를 넣어 버무린다. 채소를 포일에 놓인 틸라피아에 곁들여 담는다.

4. 포일을 접어 주머니 모양을 만든 다음 끝을 말아 접는다. 포일째로(또는 내용물이 새어나올 것이 염려된다면 오븐용 팬에 담아서) 오븐 랙에 올려, 생선이 골고루 익어 안쪽이 바삭해지고 채소는 부드러워질 때까지 20~25분간 굽는다.

루콜라와 아보카도 샐러드를 곁들인 지중해풍 가자미 요리

열량	단백질	탄수화물	지방
258kcal	28g	14g	11g

재료

올리브 오일 스프레이, 신선한 오레가노 잘게 썬 것 1/4작은술, 신선한 타임 잘게 썬 것 1/8작은술, 칼라마타 올리브 잘게 썬 것 1큰술, 방울토마토 6개 사등분한 것, 갓 짜낸 레몬즙 2작은술, 대서양 가자미 살코기 약 140 그램, 루콜라 2컵, 아보카도 1/4개 얇게 썬 것, 작은 토마토 1개 얇게 썬 것, 금방 갈아낸 후추 약간

조리방법

1. 오븐을 약 190℃로 예열한다. 베이킹 시트에 알루미늄 포일을 깔고 포일 위에 올리브 오일을 살짝 뿌린다.

2. 작은 사발에 오레가노, 타임, 올리브, 토마토, 그리고 레몬즙을 함께 넣고 섞는다.

3. 가자미를 포일 위에 얹고 올리브 토마토 혼합물을 그 위에 올린다.

4. 베이킹 시트를 오븐에 넣고, 생선이 바삭해지고 골고루 익을 때까지 20~25분간 굽는다.

5. 루콜라 위에 아보카도, 토마토, 피망을 올린다.

6. 생선과 샐러드를 함께 낸다.

이탈리안 칠면조 버거

열량	단백질	탄수화물	지방
198kcal	25g	4g	9.6g

재료

올리브 오일 스프레이, 흰살 칠면조 분쇄육 약 110그램, 통조림에 든 토마토 으깬 것 2큰술, 건조 상태의 이탈리안 시즈닝 1/2작은술, 마늘 파우더 1/8작은술, 파마산 치즈 간 것 1큰술

조리방법

1. 작은 스킬렛을 중불로 가열한다. 올리브 오일을 뿌려 기름을 입힌다.
2. 작은 사발에 나머지 재료를 모두 담아 손으로 잘 섞는다. 패티 모양을 빚는다.
3. 패티를 냄비에 넣고 패티 가운데서 분홍기가 사라질 때까지 양면을 각각 4분간 빨리 구워낸다.

닭고기 샐러드

열량	단백질	탄수화물	지방
271kcal	28g	18g	10.5g

재료

닭가슴살 허브 구이, 갖은 잎채소 잘게 썬 것 2컵, 병조림 구운 고추 잘게

썬 것 1/4컵, 토마토 잘게 썬 것 1/4컵, 페르시아 오이 1개 잘게 썬 것, 저염 병아리콩 통조림 국물 빼고 헹군 것 2큰술, 머스터드 비네그레트 1큰술

조리방법

닭고기를 깍둑썰기하고 나머지 재료들과 섞어 가볍게 버무린다.

레몬 허브 오일 자연산 연어구이와 토마토 구이

열량	단백질	탄수화물	지방
338kcal	32g	16g	12g

재료

올리브 오일 스프레이, 갓 짜낸 레몬즙 1작은술, 올리브 오일 1작은술, 신선한 오레가노 잘게 썬 것 1작은술(또는 말린 오레가노 1/2작은술), 신선한 바질 잘게 썬 것 1작은술, 자연산 연어 살코기 약 140그램, 토마토 구이 1컵

조리방법

1. 오븐을 약 230℃로 예열한다. 알루미늄 포일 위에 올리브 오일을 뿌린다.
2. 작은 사발에 레몬즙, 올리브 오일, 오레가노, 바질을 넣고 섞는다.
3. 생선을 포일 위에 올려 레몬 허브 오일을 골고루 바른다. 포크로 찔렀

을 때 생선이 바삭한 느낌이 날 때까지 8~10분간 굽는다.

4. 토마토 구이와 함께 낸다.

스위스 근대 Swiss Chard 볶음에 얹은 연어 라임 케이크

열량	단백질	탄수화물	지방
262kcal	32g	19g	7g

재료

올리브 오일 스프레이, 껍질 제거한 자연산 연어 살코기 약 170그램, 라임 껍질 간 것 1작은술, 신선한 생강 잘게 다진 것 1작은술, 신선한 파슬리 잘게 썬 것 1큰술, 큰 달걀 1개에서 흰자만 분리해낸 것, 빨간 피망 1/2개 잘게 썬 것, 붉은 양파 1/8개 얇게 저민 것, 마늘 1/2쪽 다진 것, 스위스 근대 잎 단단한 줄기 제거하고 썬 것 2컵

조리방법

1. 오븐을 약 205℃로 예열한다. 베이킹 시트 위에 알루미늄 포일을 깔고 올리브 오일을 뿌린다.

2. 연어를 큼직하게 썬다.

3. 연어, 라임 껍질, 생강, 파슬리, 달걀흰자, 피망을 푸드프로세서에 넣고 돌려 잘 섞는다.

4. 손으로 패티 두 장을 빚어 이를 베이킹 시트에 올린다. 연어 한가운데 가 불투명해질 때까지 12~15분간 굽는다.

5. 그러는 동안 스킬렛을 중간 센 불로 가열한다. 스킬렛에 올리브 오일을 뿌려 기름을 입힌다. 양파와 마늘을 넣고 5분간 빨리 볶아낸다.

6. 스위스 근대를 넣고 근대가 숨이 죽을 때까지 익힌다.

7. 근대를 접시에 담고 그 위에 연어 케이크를 올린다.

바삭한 파마산 치즈 닭고기 요리

열량	단백질	탄수화물	지방
157kcal	29g	0.2g	3g

재료

파마산 치즈 간 것 1큰술, 금방 갈아낸 후추 약간, 뼈와 껍질을 제거한 닭 가슴살 약 140그램, 디종 머스터드 1/2큰술

조리방법

1. 오븐을 약 205℃로 예열한다.

2. 작은 접시에 파마산 치즈와 후추를 섞어 담는다.

3. 닭고기를 페이퍼타월로 두드려 물기를 훔치고 고기에 머스터드를 살짝 바른다.

4. 파마산 치즈 혼합물을 닭고기에 뿌려 고기를 완전히 감싼다.

5. 닭고기를 베이킹 시트에 올려 고기 가운데서 분홍색 기미가 보이지 않을 때까지 10~12분간 굽는다. 채소 구이나 곁들임 샐러드와 함께 낸다.

닭고기를 곁들인 파머스마켓 채소요리

열량	단백질	탄수화물	지방
228kcal	35g	10g	4g

재료

디종 머스터드 1작은술, 화이트 발사믹 식초 1큰술, 갖은 잎채소 잘게 썬 것 3컵, 뼈와 껍질을 제거한 닭가슴살 익혀서 썬 것 약 170그램, 페르시아 오이 1개 얇게 썬 것, 작은 토마토 1개, 씨를 제거하고 얇게 썬 것, 당근 1/2개 껍질째 얇게 썬 것

조리방법

1. 작은 사발에 머스터드와 식초를 함께 넣는다. 부드러워질 때까지 휘저은 다음 한쪽에 놔둔다.
2. 나머지 재료를 전부 샐러드 사발에 담는다. 그 위에 드레싱을 뿌려 버무려 낸다.

삶은 가자미 요리

열량	단백질	탄수화물	지방
145kcal	28g	4g	3g

재료

올리브 오일 스프레이, 리크 깨끗이 씻어 잘게 썬 것(흰색 부분만) 2큰술,

신선한 타임 잘게 썬 것 1/2작은술, 대서양 가자미 살코기 약 140그램, 저염 채소 브로스 1/4컵

조리방법

1. 작은 스킬렛을 중간 센 불로 가열하고 올리브 오일 스프레이를 뿌려 기름을 입힌다.

2. 리크를 부드러워질 때까지 4분간 재빨리 볶아낸다.

3. 타임을 넣고 저어가며 2분 더 볶는다. 리크 위에 생선을 올려 양면을 각각 3분씩 익힌다.

4. 브로스를 붓고 다시 3분 더 익힌다.

닭가슴살 페스토 구이

열량	단백질	탄수화물	지방
223kcal	30g	15g	2g

재료

구이용 갖은 채소(가지, 피망, 노란호박, 주키니, 토마토 등) 잘게 썬 것 2컵, 페스토 소스 2큰술, 뼈와 껍질을 제거한 닭가슴살 약 140그램

조리방법

1. 오븐을 약 205℃로 예열한다. 베이킹 시트 위에 알루미늄 포일을 깐다.

2. 채소에 페스토 소스 1큰술을 넣고 버무린다. 나머지 한 큰술은 닭가슴

살 위에 두툼히 바른다.

3. 채소를 베이킹 시트 위에 한 층으로 깐다. 닭고기를 그 위에 올려 닭고기 속에서 분홍기가 사라질 때까지 12~15분간 굽는다.

소고기 산적

열량 (1인분)	단백질	탄수화물	지방
357kcal	36g	5g	7g

재료(4인분)

후추 1/4작은술, 말린 쿠민 1작은술, 마늘 1쪽 잘게 다진 것, 화이트와인 식초 1/4컵, 엑스트라버진 올리브 오일 2큰술, 빨간 피망 2개(약 2.5센티미터 크기로 깍둑썰기한 것), 노란 양파 2개(2.5센티미터 크기로 깍둑썰기한 것), 주키니 2개(1.3센티미터 두께로 둥글게 썬 것), 채끝살 약 450그램(2.5센티미터 크기로 깍둑썰기한 것)

조리방법

1. 나무 꼬치는 먼저 물에 담갔다가 사용한다. 최소 1시간 동안 충분히 물에 불려야 한다.
2. 작은 사발에 후추, 쿠민, 마늘, 식초, 올리브 오일을 넣고 섞는다.
3. 꼬치에 채소와 고기를 번갈아가며 끼운다. 이를 베이킹 접시에 담는다.
4. 꼬치가 잠기도록 양념장을 붓는다. 이를 최소 1시간 동안 냉장시킨다.
5. 꼬치가 양념장을 거의 흡수했으면 그릴을 예열한다. 센 불에서 이따금

뒤집어가며 꼬치 양면을 고루 익힌다(양면 다 해서 약 8분간 익힌다).

생선 산적

열량 (1인분)	단백질	탄수화물	지방
274kcal	26g	9g	10g

재료(4인분)

갓 짜낸 레몬즙 2큰술, 신선한 바질 잘게 썬 것 1/4컵, 신선한 파슬리 잘게 썬 것 1/4컵, 마늘 1쪽 잘게 다진 것, 엑스트라버진 올리브 오일 2큰술, 생선(나는 껍질을 제거한 자연산 연어를 즐겨 사용한다) 약 450그램, 약 2.5센티미터 크기로 깍둑썰기한 것, 방울토마토 12개, 주키니 큰 것 1개(1.3센티미터 두께로 둥글게 썬 것, 총 12조각을 만들어야 한다)

조리방법

1. 나무 꼬치는 먼저 물에 담갔다가 사용한다. 최소 1시간 동안 충분히 물에 불려야 한다.
2. 작은 사발에 레몬즙, 바질, 파슬리, 마늘, 올리브 오일을 넣고 섞는다.
3. 생선과 채소를 번갈아가며 꼬치에 끼운다. 이를 베이킹 접시에 담는다.
4. 꼬치 위에 양념장을 부어 덮는다. 최소한 30분 동안 냉장시킨다(냉장 시간이 1시간 반을 넘기지는 않도록 하자).
5. 꼬치가 양념장을 거의 흡수했으면 그릴을 예열한다. 중간 센 불에서 이따금 뒤집어가며 꼬치 양면을 고루 익힌다(양면 다 해서 약 6~8분간 익힌다).

케일을 곁들인 레드카레 치킨

열량	단백질	탄수화물	지방
363kcal	34g	26g	6g

재료

레드카레 페이스트 1/2큰술, 뼈와 껍질을 제거한 닭가슴살 약 2.5센티미터 크기로 깍둑썰기한 것 약 110그램, '라이트' 코코넛 우유 1/2컵, 망고 큼직하게 썬 것 1/2컵, 케일 잘게 썬 것 2컵

조리방법

1. 작은 솥을 중불에 올린다. 카레 페이스트를 넣고 1분간 가열한다.

2. 닭고기를 넣고 카레 페이스트와 섞이게 젓는다. 눌지 않게 저어가면서 3분간 끓인다.

3. 코코넛 우유와 망고를 넣는다. 끓어오르면 불을 줄이고 6분 동안 곤다.

4. 케일을 넣고 케일의 숨이 죽을 때까지 익힌다.

책을 시작하며

"연구 결과, 식이요법을 병행하지 않는 유산소운동은": A. 소로굿A. Thorogood 외(外), "식이요법을 병행하지 않는 유산소운동과 체중감량: 체계적 리뷰 및 무작위 통제 실험 결과 메타분석Isolated aerobic exercise and weight loss: a systematic review and meta-analysis of randomized controlled trials", 〈미국의학저널American Journal of Medicine〉, 2011년 8월; 124(8): pp.747~755.

무수히 많다고는 할 수 없지만, 위스콘신의 마스필드 클리닉 연구진들이: J. J. 밴워머J. J. Vanwormer, "직업이 있는 성인의 경우 자가체중측정의 빈도는 2년 동안의 체중증가 예방과 유관하다Self-weighing frequency is associated with weight gain prevention over 2 years among working adults", 〈국제행동의학저널International Journal of Behavioral Medicine〉, 2011년 7월 6일.

이 같은 데이터 가운데 가장 설득력 있는 것은 하버드의 명망 높은 간호사건강연구: F. 후F. Hu 외, "남녀의 식단 및 생활양식의 변화와 장기적인 체중증가의 관계Changes in diet and lifestyle and long-term weight gain in women and men", 〈뉴잉글랜드의학저널New England Journal of Medicine〉, 2011년 6월 23일; 364(25): pp.2392~2404.

팻 제로 행동수칙

수칙 1
최근 이스라엘의 연구진은: G. 더브노프라즈G. Dubnov-Raz 외, "수분섭취가 과체중 아동의 휴식기 열량 소모량에 미치는 영향Influence of water drinking on resting energy expenditure in overweight children", 〈국제비만저널International Journal of Obesity〉, 2011년 10월; 35(10): pp.1295~1300. 이퍼브(Epub) 2011년 7월 12일자 게재.

수칙 2

"첫째, 인간은 음료 안에 든 탄수화물이나 알코올성 칼로리를 처리하는 생리학적 기초를": B. M. 팝킨B. M. Popkin 외, "음료수와 우리의 신체가 음료를 다루는 방식에 대한 간략한 사적 고찰A short history of beverages and how our body treats them", 〈비만연구Obesity Reviews〉, 2008년 3월; 9(2): pp.151~155.

수칙 3

이는 아이슬란드의 연구진이: L. 토르스도티르L. Thorsdottir 외, "생선과 생선기름 성분이 다양하게 함유된 체중감량 식단을 활용한 청년 피험자 대상 무작위 실험Randomized trial of weight-loss diets for young adults varying in fish an fish oil content", 〈국제비만저널(런던)International Journal of Obesity(London)〉, 2007년 10월; 31(10): pp.1560~1566.

그의 대답이 궁금한가? "그럼, 베이컨을 먹는 비건이 되십시오!": R. 린치R. Lynch, "요리사 탈 로넨이 선호하는 채식주의Chef Tal Ronnen's flavorful veganism", 〈LA 타임스Los Angeles Times〉, 2011년 6월 23일자, E1면.

수칙 4

비요크는 실험 하나를 계획했다: I. 비요크I. Björck, "아밀로오스가 고도로 함유된 신종 밀은 저항전분 생성을 증대시키며 건강한 피험자의 혈당지수에 긍정적인 영향을 미칠 수 있다A novel wheat variety with elevated content of amylose increases resistant starch formation and may beneficially influence glycaemia in healthy subjects", 〈식품영양연구Food and Nutrition Research〉, 이퍼브 2011년 8월 22일자, 제55i0호, pp.70~74 게재.

수칙 5

최근 발간된 한 영양학지에 보고된 바에 따르면: P. R. 뉴비P. R. Newby 외, "7일간의 식사기록에서 측정한 통곡물, 정백한 곡물, 시리얼 섬유질 섭취량과 만성질환 위험요인과의 연관성Intake of whole grains, refined grains and cereal fiber measured with 7-day diet records and associations with risk factors for chronic disease", 〈미국임상영양학저널American Journal of Clinical Nutrition〉, 2007년 12월; 86(6):

pp.1745~1753.

상호참조: N. 로즈N. Rose 외, 〈영양 및 교육행동 저널Journal of Nutrition and Education Behavior〉, 2007년 3월; 39(2): pp.90~94.

그리고 볼티모어 노화 종단연구는: P. K. 뉴비 외, "7일간의 식사기록에서 측정한 통곡물, 정백한 곡물, 시리얼 섬유질 섭취량과 만성질환 위험요인과의 연관성", 〈미국임상영양학저널〉, 2007년 12월; 86(6): pp.1745~1753.

수칙 6

"전반적으로, 껍질째 먹는 사과는 사과 소스나 사과 주스보다": B. 롤스B. Rolls 외, "다양한 형태의 과일이 식사 중 에너지 섭취와 포만감에 미치는 영향The effect of fruit in different forms on energy intake and satiety at a meal", 〈식욕Appetite〉, 2009년 4월; 52(2): pp.416~422.

"유기농 식품을 사용하든 일반 재배 식품을 사용하든 균형 잡힌 식단은": F. 마그코스F. Magkos 외, "유기농 식품: 영양학적으로 우수한 식품인가, 아직 판단을 유보해야 할 식품인가? 그 증거에 대한 개관Organic food: nutritious food or food for thought? A review of the evidence", 〈국제식품과학저널International Journal of Food Science〉, 2003년 9월; 54(5): pp.357~371.

수칙 8

식품 라벨을 읽는 사람들은 라벨을 읽지 않는 사람들보다: J. N. 바리얌J. N. Variyam, "영양정보 라벨이 최종적인 식이 구성을 향상시키는가?", 〈건강경제학Health Economics〉, 2008년 6월; 17(6): pp.695~708.

남녀 3700여 명을 대상으로 진행된 또 다른 연구는: R. E. 포스트R. E. Post 외, "만성질환 관리를 위한 영양정보 라벨 활용: 국립보건영양시험조사에서 나온 결과를 토대로Use of nutrition facts label in chronic disease management: results from the National Health and Nutrition Examination Survey", 〈미국당뇨병학회지Journal American Dietric Association〉, 2010년 4월; 110(4): pp.628~32.

세계적인 테크놀로지 잡지 〈와이어드〉는: 패트릭 디 저스토Patrick Di Justo, "쿨 휩Cool Whip", 온라인 〈와이어드〉, 2007년 4월 24일자, 2012년 1월 12일 검색 결과.

주 2: MSG는 또한 추잉검, 음료수: 세계보건기구WHO, "특정 식품첨가물의 독성학적 평가(국제식량농업기구/세계보건기구 합동식품첨가물전문가위원회JECFA 제31회 회의

준비 자료*Toxicological Evaluation of Certain Food Additives (prepared by the 31st meeting of JECFA)*)", 1988년, 〈세계보건기구 식품첨가물 시리즈 No.22〉, 케임브리지대학교출판사.

수칙 11
"하루에 먹는 감자의 양을 그만큼씩 새로 추가할 때마다": F. 후 외, "남녀 피험자에게서 나타난 식단 및 생활양식의 변화와 장기적인 체중증가의 관계*Changes in diet and lifestyle and long-term weight gain in women and men*", 〈뉴잉글랜드의학저널〉, 2011년 6월 23일; 364(25): pp.2392~2404.
미국인들은 매년 약 200만 톤이 넘는 양의 프렌치프라이를 먹고: 미국 농무부 경제연구서비스*USDA Economic Research Service*, "2008년 예측*2008 Forecast*", 미국 농무부 경제연구서비스 리포트*USDA ERS Reports*, 2008년.

수칙 12
〈멘즈헬스〉가 반드시 먹어야 할 다섯 가지 건강식품 중 하나로: http://www.menshealth.com/mhlists/nutritious_foods_for_a_healthy_body/muscle_enhancer_lentils.php?page=2 참조.
한 그룹은 240칼로리의 프레첼을 먹게 하고: D. 히버(D. Heber) 외, "비만 환자들을 대상으로 한 12주 체중감량 프로그램에서, 피스타치오는 정백한 곡물로 만든 탄수화물 간식에 비해 더 우수한 트리글리세라이드 감소 및 체중감량 효과를 보였다*Pistachio nuts reduce triglycerides and body weight by comparison to refined carbohydrate snack in obese subjects on a 12-week weight loss program*", 〈미국영양협회지*Journal of the American College of Nutrition*〉, 2010년 6월; 29(3): pp.198~203.
이에 그들은 이런 결론을 내렸다: R. D. 매츠(R. D. Mattes) 외, "땅콩과 각과류(殼果類)가 체중과 성인의 건강한 체중감량에 미치는 영향*Impact of peanuts and tree nuts on body weight and healthy weight loss in adults*", 〈영양학저널*Journal of Nutrition*〉, 2008년 9월; 138(9): pp.1741S~1745S.

수칙 13
두 요인 간의 관련성은 매우 강력해, 패스트푸드점이 다수 들어선: B. 모겐스턴*B. Morgenstern* 외, "패스트푸드와 근린지역의 뇌졸중 위험도*Fast food and neighborhood stroke risk*", 〈신경

학연보*Annals of Neurology*〉, 2009년 8월; 66(2): pp.165~170.

수칙 14

매사추세츠 의과대학에서 나온 결론: 마운셩M. Yunsheng 외, "시설에 의존하지 않고 독립적으로 생활하는 미국 성인 인구를 대상으로 한 식사 패턴과 비만 간의 연관성 분석*Association between eating patterns and obesity in a free-living US adult population*", 〈미국역학저널*American Journal of Epidemiology*〉, 2003년 7월 1일; 158(1): pp.85~92.

〈소아과학지〉에서 인용한 내용: M. T. 팀린M. T. Timlim 외, "청소년을 대상으로 한 5년 전향분석에서 드러난 아침식사 섭취 여부와 체중 변화의 상관관계: EAT(십대식이행동Eating Among Teens) 프로젝트*Breakfast eating and weight change in a 5-year prospective analysis of adolescents: Project EAT (Eating Among Teens)*", 〈소아의학*Pediatrics*〉, 2008년 3월; 121(3): pp.e638~645.

〈유럽신경과학저널〉에서 인용한 내용: A. P. 골드스톤A. P. Goldstone 외, "단식은 고열량 식품에 대한 두뇌의 보상체계를 왜곡시킨다*Fasting biases brain reward systems towards high-calorie foods*", 〈유럽신경과학저널*European Journal of Neuroscience*〉, 2009년 10월; 30(8): pp.1625~1635.

수칙 15

〈식욕〉이라는 학술지에 게재된 연구에 따르면: S. H. 페이S. H. Fay 외, "무엇이 실제 식사량을 결정하는가? 식전 계획의 중요성을 드러내는 증거*What determines real-world meal size? Evidence for pre-meal planning*", 〈식욕〉, 2011년 4월; 56(2): pp.284~299. 이퍼브 2011년 1월 11일.

수칙 17

바로 이 같은 이유로 채소 수프가: B. 롤스 외, "식사 초반에 제공한 다량의 채소 수프는 아동의 에너지 섭취와 채소 섭취량에 영향을 미쳤다*Serving large portions of vegetable soup at the start of a meal affected children's energy and vegetable intake*", 〈식욕〉, 2011년 8월; 57(1): pp.213~219. 이퍼브 2011년 5월.

존스홉킨스 대학교의 과학자들은 설포라판이라 불리는 화학물질을: L. 딘코바코스토바(L. Dinkova-Kostova) 외, "설포라판이 함유된 브로콜리 싹 추출물에 의한 쥐와 인간 피부의 제2상 반응 유도Induction of the phase 2 response in mouse and human skin by sulforaphane-containing broccoli sprout extracts", 〈암역학, 생물표지와 예방Cancer Epidemiology, Biomarkers & Prevention〉, 2007년 4월; 16(4): pp.847~851.

수칙 19
일부 전문가들은 미국인의 약 20퍼센트가: M. 오하이온M. Ohayon 외, "아동에서 노인에 이르는 전 연령층을 대상으로 한 양적인 수면변수의 메타분석Meta-analysis of quantitative sleep parameters from childhood to old age", 〈수면Sleep〉, 2004년 11월 1일; 27(7): pp.1255~1273.
"수면과 각성 시간의 균형 변화는": A. V. 네델체바A. V. Nedeltcheva 외, "수면시간 단축은 간식을 통한 열량섭취 증대를 동반한다Sleep curtailment is accompanied by increased intake of calories from snacks", 〈미국임상영양학저널American Journal of Clinical Nutrition〉, 2009년 1월; 89(1): pp.126~133.

팻 제로 이정표

2009년 브룩헤이븐국립연구소는: G. J. 왕G. J. Wang 외, "음식이 촉발하는 두뇌 활성화를 제어하는 능력에 성차가 있다는 증거Evidence of gender differences in the ability to inhibit brain activation elicited by food", 〈미국국립과학원회보Proceedings of the National Academy of Sciences〉, 2009년 1월 27일; 106(4): pp.1249~1254.

팻 제로 행동수칙

수칙 1 매끼 식사를 큰 컵에 가득 따른 물 한 잔으로 시작하라

수칙 2 액상 칼로리 섭취를 피하라

수칙 3 배고파 짜증내지 않으려면 매끼 단백질을 섭취하라

수칙 4 밀가루와 곡물 섭취량을 대폭 줄여라

수칙 5 하루 30~50그램의 섬유질을 섭취하라

수칙 6 사과와 딸기류는 매일 먹어라

수칙 7 점심식사 이후에는 탄수화물 섭취를 피하라

수칙 8 식품 라벨 읽는 방법을 익혀라

수칙 9 대충 가늠한 1인분이 아니라 적정량으로 정확히 따진 1인분을 먹어라

수칙 10 인공감미료를 포함해 그 어떤 감미료도 첨가하지 말라

수칙 11 감자에서 벗어나라

수칙 12 일주일에 하루는 고기 없는 날로 정하라

수칙 13 패스트푸드랑 튀긴 음식과는 작별하라

수칙 14 제대로 된 아침식사를 하라

수칙 15 일주일에 최소한 10끼는 집에서 직접 조리한 음식을 먹어라

수칙 16 고염도 음식과 작별하라

수칙 17 지금 당장 채소를 먹어라

수칙 18 배고픈 상태로 잠자리에 들어라

수칙 19 수면을 충분히 취하라

수칙 20 일주일에 한 끼는 마음껏 먹어라

팻 제로 채소 수칙

언제든 원하는 만큼 먹어도 되는 채소

아티초크/루콜라/아스파라거스/청경채/브로콜리/브로코플라워/브로콜리 로마네스코/ 야생 브로콜리/방울다다기양배추/양배추/콜리플라워/근대/배추/콜라드 그린/오이/무/ 가지/에티오피아 겨자/펜넬/큰다닥냉이/청대콩/고추냉이/히카마/케일/콜라비/고마츠 나/리크/상추/미즈나/버섯/겨자잎/양파/피망/래디시/시금치/토마토/노란 여름 호박/물 냉이/주키니

오후 2시 이전에 먹되 한 회에 반 컵 이상은 먹지 말아야 할 채소

비트/당근/버터넛 스쿼시/파스닙/호박/루타바가/순무/얌